Gunter Frank / Maja Storch
Die Mañana-Kompetenz

PIPER

Zu diesem Buch

Nach 10 Stunden im Büro noch Unterlagen in der Tasche, zu Hause eine wartende Familie, die Mailbox schon wieder voll und nicht mal nachts das Gefühl, alles erledigt zu haben? Als Ausgleich versuchen wir Work-Life-Balance: montags Yoga, mittwochs Familienabend und freitags Sex. Wir machen scheinbar alles richtig. Wir sind erfolgreich und durchorganisiert – und fühlen uns trotzdem so seltsam leer. Maja Storch und Gunter Frank zeigen warum: Nicht auf das Abhaken perfekt geplanter Work- und Lifeaktivitäten kommt es an. Wir müssen wieder spüren, was wir tun und wirklich brauchen. Mit neuen Erkenntnissen aus Neuropsychologie und Medizin revolutionieren Maja Storch und Gunter Frank das Verständnis von Selbstmanagement. Die Antwort auf ein immer komplexeres Leben lautet: Mañana-Kompetenz. Sie ist die Kompetenz der Zukunft. Damit beides gelingt: Erfolg und Zufriedenheit.

Maja Storch, geboren 1958, ist promovierte Psychologin, Psychoanalytikerin und Sachbuchautorin. Bei Piper erschienen von ihr »Mein Ich-Gewicht« und »Das Geheimnis kluger Entscheidungen«. Sie ist Inhaberin und wissenschaftliche Leiterin des Instituts für Selbstmanagement und Motivation Zürich ISMZ, ein Spin-off der Universität Zürich.
www.majastorch.de
Gunter Frank, geboren 1963, ist ärztlicher Leiter des Heidelberger Präventions- und Gesundheitsnetzes sowie Dozent an der Business School St. Gallen. Sein Arbeitsschwerpunkt ist die Stress- und Ernährungsmedizin. Bei Piper veröffentlichte er »Lizenz zum Essen« sowie zusammen mit Susanne Warmuth und Udo Pollmer »Lexikon der Fitneß-Irrtümer«.
www.gunterfrank.de

Gunter Frank / Maja Storch

Die Mañana-Kompetenz

Auch Powermenschen brauchen Pause

PIPER

Mehr über unsere Autoren und Bücher:
www.piper.de

Von Gunter Frank liegen im Piper Verlag vor:
Die Mañana-Kompetenz
Lizenz zum Essen
Lexikon der Fitneß-Irrtümer (zusammen mit Udo Pollmer und Susanne Warmuth)

Von Maja Storch liegen im Piper Verlag vor:
Die Mañana-Kompetenz
Mein Ich-Gewicht
Das Geheimnis kluger Entscheidungen

FSC
www.fsc.org
MIX
Papier aus verantwortungsvollen Quellen
FSC® C083411

Ungekürzte Taschenbuchausgabe
ISBN 978-3-492-27263-6
1. Auflage August 2011
9. Auflage Dezember 2017

Umschlaggestaltung: semper smile, München,
nach einem Entwurf von Büro Jorge Schmidt, München
Umschlagabbildung: Geoff Brightling / Getty Images
Redaktion: Maria Schorpp
Satz: psb, Berlin
Gesetzt aus der Minion
Druck und Bindung: CPI books GmbH, Leck
Printed in the EU

Inhalt

Teil IV
Mañana und Gesellschaft

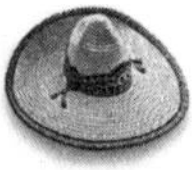 steht für Beispiele gelungener Mañana-Kompetenz.

Einleitung

Warum wir Mañana-Kompetenz brauchen

»Ich möchte endlich lernen, abends meinen Schreibtisch aufgeräumt zu hinterlassen«, seufzt Peter, ein Prokurist. »Vielleicht kann mir dieses Selbstmanagement-Seminar dabei helfen, ordentlicher zu werden.«

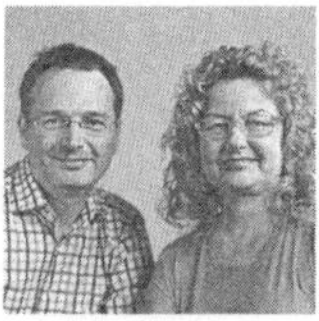

»Eine bessere Organisation und dazu noch Zeitmanagement, das würde mir auch guttun«, schließt die Juristin Sabine sich an. »Ich bräuchte einen Tag mit 48 Stunden, um Kinder, Job und Ehemann zu koordinieren. Irgendwie bin ich immer hintendran, und meine Schwiegermutter sagt, ich sei chaotisch.«

Was müssen Peter und Sabine lernen? Müssen sie lernen, effektiver zu sein, schneller zu arbeiten, diagonal zu lesen oder sich besser zu organisieren? Nichts von alledem, so meinen wir. Die beiden leisten genug und haben die Obergrenze ihrer Leistungskraft erreicht. Mehr geht nicht ohne Gefahr für die Gesundheit. Peter und Sabine müssen etwas ganz anderes lernen: die Mañana-Kompetenz. Das ist die Fähigkeit, den Parasymphatikus gezielt zu aktivieren. Der Parasympathikus ist derjenige Teil unseres Nervensystems, mit dessen Hilfe Regeneration, Abwehr und Kreativität möglich sind. Er ermöglicht uns den Zugang zu uns selbst. Ohne Parasympathikus laufen wir Gefahr, nicht mehr zu erkennen, was wir brauchen, um schließlich unzufrieden und krank zu werden. Und selbst wenn wir erfolgreich unseren Traum leben, werden wir ohne Parasympathikus in den Burn-out abrutschen. Die Fähigkeit, den Parasympathikus gezielt zu aktivieren, ist heute die Voraussetzung dafür, im Leben Zufriedenheit zu finden und Erfolg lange genießen zu können.

Wieso heißt diese Fähigkeit »Mañana-Kompetenz«? Die Idee zu diesem Begriff hatte Peter, von dem oben die Rede war. Nachdem er lange darüber nachgedacht hatte, was ihm dabei helfen könnte, diese Fähigkeit bei Bedarf in sich wachzurufen, fielen ihm die zufriedenen Jahre ein, in denen er für seine Firma eine Niederlassung in Südamerika geleitet hatte. Punkt 17 Uhr ließ man dort alle Maschinen stillstehen. Nichts ging mehr, auch in anderen Firmen nicht. Das Geschäftsleben ruhte. Was heute nicht mehr erledigt wurde, kam morgen dran. Mañana eben. Morgen ist auch noch ein Tag. Peter erinnerte sich, wie er nach getaner Arbeit als Feierabendritual mit seinem Kollegen auf dessen Veranda einen Planter's Punch trank. Die beiden Männer hatten die Beine auf das Geländer der Veranda gelegt, schauten in die weite Ebene und schlürften ihren Cocktail. Die Erholungsphase wurde eingeläutet, man besprach noch mal rückblickend die Geschehnisse des Tages. Und wenn der Planter's Punch geleert war, machte sich Peter auf den Weg nach Hause. Er kann sich nicht erinnern, dort in Südamerika jemals das gehetzte Gefühl erlebt zu haben, das er daheim in der Schweiz als täglichen Begleiter kennt. Peter hat in diesem Seminar beschlossen, nicht zu lernen, wie man den Schreibtisch besser aufräumt, son-

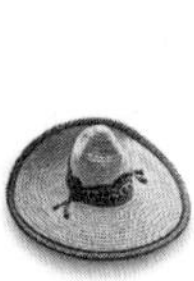

dern wie man zu sich selbst sagt: »Mañana.« Er wollte die Feierabendstimmung aus Südamerika in die Schweiz holen.

Warum gerade jetzt?

Was ist mit dem gehetzten Gefühl gekoppelt, das Peter zu Recht loswerden wollte? Lauter Dinge, die dem Menschen nicht guttun: Ein diffuses Gefühl von Sorge, das Grübeln über Dinge, die nicht so gut geraten sind, und die dauernde Unruhe, nicht zu genügen, sind die natürlichen Begleiter des Gehetztseins. Das geht nicht nur Peter so. Diese psychische Verfassung ist ein Kennzeichen der heutigen Zeit.

Die Teilnehmenden eines Stressseminars für Führungskräfte hatten die Aufgabe, darüber nachzudenken, wie sie normalerweise ihren Arbeitstag beendeten. Ob sie so etwas wie ein Feierabendritual pflegten. Herbert, im Gegensatz zu den anderen schon länger im Ruhestand, meldete sich und berichtete, wie er früher mit seinen Kollegen nach Feierabend noch ein kleines Bier im Kasino getrunken hat, um dann entspannt nach Hause zu fahren. Das war in den Siebzigern. Man kann sich vorstellen, was ihn zu Hause empfing. Die Kinder waren gebadet und warteten im Bett auf das Gute-Nacht-Küsschen, die Ehefrau hatte bereits das Abendessen fertig auf dem Tisch stehen. Herbert war ja meistens pünktlich. Danach bestand die Wahl zwischen lediglich zwei Fernsehprogrammen. Am Samstag wusch man das Auto und mähte den Rasen. Am Sonntag ging man vormittags zur Kirche, und nachmittags spielte man nach dem Waldspaziergang mit der Familie Malefiz oder Mau-Mau.

Man mag dies nun für langweilig und rückständig halten, mit einer Sache hatte Herbert aber kein Problem: Er konnte abends und am Wochenende gut abschalten.

Stellen wir uns das gleiche Szenario heute vor: Jürgen sitzt im Büro. Er möchte heute um 19 Uhr zu Hause sein, um dieses Mal beim Nachbarschaftsgrillabend, den er letztes Mal zum Verdruss der Familie verpasst hat, mit dabei zu sein. Da bekommt er eine E-Mail von der amerikanischen Muttergesellschaft, die für 18 Uhr 30 eine wichtige Telefonkonferenz ankündigt, an der er teilnehmen muss. In den USA ist es dann 11 Uhr 30. Anruf zu Hause: »Ich komme später!« – was wenig begeistert quittiert wird. In der ausführlichen Konferenz wird ein dringender Auftrag vergeben, dessen Ergebnis am nächsten Tag vor Bürobeginn (in den USA) vorliegen muss. Obwohl Jürgen auf Kohlen sitzt und nach Hause möchte, muss er versuchen, nach der Konferenz wegen wichtiger Informationen bestimmte Kollegen zu erreichen. Um 21 Uhr daheim angekommen, sind die Kinder noch wach, und die Ehepartnerin atmet auf. Nun kann sie die Kinder in die Obhut ihres Mannes übergeben, damit sie endlich ein ungestörtes Gespräch mit der Nachbarin führen kann.

Erschöpft und vom schlechten Gewissen des »abwesenden Vaters« geplagt, widmet sich Jürgen seinem Nachwuchs. Ein gemütliches Bier mit Steak – denkste. Unruhig wirft Jürgen heimlich ab und zu einen Blick auf sein E-Mail-Konto, um nachzuschauen, ob die wichtigen Informationen schon eingegangen sind. Nachdem sich die Gesellschaft aufgelöst hat und alle im Bett liegen, hat er endlich Gelegenheit, seine E-Mails aufzumachen und seinen Auftrag zu erledigen, den er daraufhin versendet. Jetzt erst ist Zeit für das Sofa und das allabendliche Lagerfeuerfernsehen. Also in die Glotze geschaut. Wenn ein Programm nicht gleich gefällt, ist das kein Problem. Es gibt ja 30 weitere. Eigentlich ist es eh egal, was gesendet wird, denn Jürgen zappt ja alle zehn Sekunden weiter. Im Bett kommt ihm noch ein wichtiger Einfall, der dem Auftrag beigefügt werden müsste. Also steht Jürgen noch einmal auf, um eine zusätzliche E-Mail zu versenden. Bei der Gelegenheit sieht er neue Eingänge, die er dann aus Neugierde aufmacht und auch noch beantwortet.

Nicht verwunderlich also, dass die Schilderung von Herbert bei den jüngeren Teilnehmenden schallendes Gelächter hervorrief, teilweise höhnisch, teilweise vielleicht auch ein bisschen neidisch. Man kann zu der Lebensweise aus der »guten, alten« Zeit stehen, wie man will. Einen Vorteil hatte der eher vorgegebene Alltagsrhythmus auf jeden Fall: Die Anreize, öfter in den Parasympathikus-Tonus umzuschalten, wurden regelmäßig von außen vorgegeben, man musste sich nicht selbst darum kümmern.

Heute haben sich die Standards geändert. Effektivitätssteigerung ist das oberste Gebot. Was nach Pause oder Müßiggang aussieht, gilt als ungenutzte Zeitressource, die man besser einsetzen kann. Stress-, Zeit- und Selbstmanagementseminare vermitteln, wie man noch schneller, noch effizienter die Zeit nutzbar macht. Und das derart, dass immer der Sympathikus in Aktion tritt, der Gegenspieler des parasympathischen Systems. Der Sympathikus ist der Teil unseres Nervensystems, der uns in die Lage versetzt, zu kämpfen und zu flüchten. Im Sympathikus-Tonus sind wir schnell, effektiv und haken wie am Fließband unsere To-do-

Listen ab. Ist der zum Dauerzustand geworden, wird der Parasympathikus regelrecht unterdrückt. Er kann sich nicht mehr durchsetzen.

Früher waren Parasympathikus-Phasen von außen vorgegeben, wie zum Beispiel die wöchentliche Stunde Gottesdienst, Rituale am Feierabend, liebe Gewohnheiten, wie am Wochenende das Auto ausgiebig waschen und wienern. Im Urlaub war man nicht erreichbar, weil es noch keine tragbaren Telefone gab. So hatte der Parasympathikus die Chance, seine Arbeit zu tun. Heute kann man sich spielend leicht und jederzeit aktiv in den Sympathikus-Tonus versetzen: indem man online ist, E-Mail-Listen checkt und mit dem Blackberry oder i-Phone spielt. Selbst die Wochenenden werden von Terminen dominiert, zum Beispiel von den verschiedenen Fecht-, Fußball- oder Musikaktivitäten der Kinder. An wichtigen Telefonkonferenzen soll man nach heutigen Gepflogenheiten selbst im Urlaub teilnehmen.

All dies mag unter Umständen spannend und zeitgemäß erscheinen, aber *ein* Problem haben Menschen wie Jürgen damit ganz sicher: Es fällt ihnen immer schwerer, abzuschalten und sich mal nicht wie auf der Flucht zu fühlen. Das letzte Parasymphatikus-Reservoir unserer Tage kippt übrigens gerade: Demnächst gibt es Handyempfang sogar im Flugzeug.

Stress trotz Work-Life-Balance

Diese Menge von Vorgaben und Terminen zu meistern ist schwierig, und deshalb konzentrieren sich alle Fortbildungen auf noch mehr Effektivität im Umgang mit unserer Zeit. Wir betreiben systematisch Sympathikus-

Training – und der Parasympathikus bleibt auf der Strecke. Deshalb brauchen viele Menschen nicht ein weiteres Effektivitätssteigerungsseminar. Stattdessen müssen sie lernen, ihren Parasympathikus gezielt zu aktivieren. Sie brauchen ein Parasympathikus-Training.

Eine Dauerstressaktivierung, wie sie ein über längere Zeit aktivierter Sympathikus mit sich bringt, hat nämlich Folgen. Wenn heute die psychosozialen Diagnosen die Krankmeldungen dominieren,[1] dann ist dies eine Folge der einseitigen Betonung des Sympathikus in unserer Gesellschaft. Heute gehen 80 Prozent der Menschen nicht mehr wegen Wundversorgungen, hohem Fieber oder organischen Krankheiten zum Arzt, sondern wegen Schlafproblemen, hoher Infektanfälligkeit und Stimmungsschwankungen. Alles Befindlichkeiten, für deren Behebung der Parasympathikus zuständig ist. Da man die Hauptquelle von Dauerstress in der Arbeit vermutet, gibt es schon seit Längerem die Forderung, Arbeit und Freizeit in Form einer angemesseneren Work-Life-Balance besser auszugleichen.

Viele Menschen spüren das Problem. Eine bekannte Teefirma vermarktet eine Kamille-Fenchel-Teemischung unter dem Namen »Nicht-schon-wieder-Montag-Tee«. Offenbar gibt es eine Menge Leute, die montags mit so unangenehmen Gedanken aufwachen, dass die Hoffnung auf Vertreibung dieser Gedanken sie dazu bringt, statt ihres Morgenkaffees einen Kamille-Fenchel-Tee zu brauen. Wenn dem so ist, dann sind viele in einer bedenklichen Stimmungslage. Die Aussicht auf den Montag macht Angst, weckt Versagensängste oder verspannt schon beim bloßen Gedanken an den Arbeitsplatz die Nackenmuskulatur. Das muss nicht sein und darf auch aus gesundheitlichen Gründen nicht so sein. Jeder Job hat seine guten und seine schlechten Seiten, das ist normal. Wenn aber die Aussicht auf den Wochenbeginn ständig mulmige Gefühle wachruft, dann muss etwas unternommen werden.

»Aber ich unternehme ja was!«, ruft Sabine, die Juristin, von der eingangs die Rede war. »Ich weiß, man braucht eine gute Work-Life-Balance, um mit dem Stress umgehen zu können. Ich mache jeden Morgen Yoga!« Hilft ihr das dabei, sich weniger gestresst zu fühlen? Im Fall von Sabine führt der Anspruch, als doppelt belastete Mutter auch noch eine ausgeglichene Work-Life-Balance aufzuweisen, zum Gegenteil. Um ihre Yoga-Übungen machen zu können, muss sie um 5 Uhr 30 aufstehen, denn um 6 Uhr muss sie die Kinder wecken. Yoga ist eine wunderbare Sache – sofern es nicht zusätzlichen Stress auslöst, weil es einfach nicht in den Terminplan passt. Der positive Effekt, der mit der Idee von Work-Life-Balance eigentlich beabsichtigt ist, geht bei Sabine völlig verloren. Sie ist mit Yoga noch gestresster als ohnehin schon, denn es nimmt ihr 30 Minuten Schlaf.

Wie konnte das geschehen? Sabine spürt zwar, dass etwas nicht stimmt in ihrem Leben, aber sie zieht die falschen Schlüsse. Sie schraubt die Ansprüche an sich selbst noch höher, anstatt das Leben lockerer zu nehmen. Sie sucht die Lösung in vermehrter Aktivität, und das geht schief. Für Sabine ist Yoga darum keine Gelegenheit zu entspannen, sondern lediglich ein Posten mehr auf ihrer To-do-Liste. Und damit verliert es seine gesundheitsfördernde Wirkung. Statt als Ressource zu wirken, ist die Work-Life-Balance für Sabine zur Belastung geworden. Was Sabine braucht, bevor sie entscheiden kann, wie sie ihre Work-Life-Balance regeln will, ist Mañana-Kompetenz. In solchen Fällen, in denen man zunehmend das Gefühl bekommt, dass einem das eigene Leben durch die Finger gleitet, in denen man immer gestresster und unzufriedener wird, obwohl man doch scheinbar alles richtig macht, braucht man vor allem aus psychologischen Gründen Mañana-Kompetenz. Denn dadurch erst entsteht die Fähigkeit zu spüren, was man wirklich will, um vielleicht festzustellen, dass man im Moment gar nichts weiter braucht, außer seine Ruhe haben und damit zufrieden sein. Menschen im Dauerstress verlieren den Zugang zum eigenen Selbst und jagen fremden Zielen nach, die gar nicht förderlich sind. Hierzu gibt es zuverlässige Studien aus der Psychologie. In Kapitel 2 besprechen wir diese Thematik.

Das Beispiel von Sabine ist unmittelbar einleuchtend. Jeder kann nachvollziehen, dass ihr Leben auf einen Zusammenbruch hinausläuft, wenn sie es nicht gründlich ausmistet und lernt, ihre eigenen Wege zur Zufriedenheit zu finden, unabhängig vom Zeitgeist. Personen, denen es geht wie Sabine, haben jedoch den Vorteil, dass ihr Leidensdruck sie zum Handeln zwingt. Es gibt aber eine zweite Gruppe von Kandidaten für ein Parasympathikus-Training, die unter Umständen sogar gefährdeter sind als Sabine, weil es ihnen vordergründig blendend geht. Gerade Menschen, die eigentlich ihren Traum leben, beruflich sehr zufrieden und gerade so richtig erfolgreich sind, die über Work-Life-Balance nur milde lächeln können, da sie sich für solch ein Thema viel zu gut und kraftvoll fühlen, sollten auf ihren Parasympathikus achten. Wenn dessen Aktivierung völlig fehlt, kann das nämlich auch für diese Personen zu einem Problem werden. Sie finden, das hört sich absurd und miesepetrig an? Dann lassen Sie sich die Geschichte von Tobias erzählen, bevor Sie dieses Buch weglegen.

Anders als Sabine fühlt sich Tobias nicht gestresst von seinem Zwölfstunden-Arbeitstag. Er wollte schon immer einen anspruchsvollen Beruf, um die Welt reisen und ein schickes Auto fahren. Er ist nun 34 Jahre alt und seit Neuestem Seniorpartner einer großen Unternehmensberatung. Er ist bekannt dafür, komplizierte Fälle effizient und intelligent zu lösen. Als Amateur bringt er es außerdem zu beachtlichen Platzierungen bei internationalen Triathlon-Wettkämpfen. Alles eine Frage guten Zeitmanagements. Er fühlt sich fit, ist gut drauf, fast schon euphorisch. Aber kaum geht er einmal in Urlaub, wird er krank. Deshalb hakt er, wie er sagt, die erste Urlaubswoche sowieso gleich ab und fährt nur mindestens zwei Wochen oder eben gar nicht weg. Dies sind Vorboten einer gesundheitlichen Problematik, die zum Burn-out führen kann, und zwar ironischerweise gerade *weil* es Tobias so gut geht. Tobias hat seinen Lebenstraum verwirklicht und ist trotzdem ein Burn-out-Kandidat. In Kapitel 3 erzählen wir mehr über die medizinischen Hintergründe dieses scheinbaren Paradoxes.

Die gute Nachricht dieses Buches ist, dass man Mañana aktiv erlernen kann. Wie das geht, erfahren Sie in Teil III. Und am Ende in Teil IV machen wir uns ein paar ganz grundsätzliche Gedanken, warum mehr Mañana für die gesamte Gesellschaft ein Segen wäre. Klären wir zunächst, was Mañana-Kompetenz eigentlich genau bedeutet.

Teil I

Was Mañana-Kompetenz ist

1 Wie fühlt sich ein Mañana-Zustand an?

Ich fühle mich zufrieden, gerade jetzt

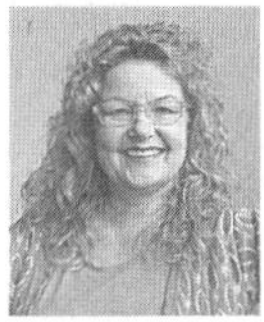

Sowohl die gestresste und fremdbestimmte Sabine als auch der euphorische Tobias brauchen regelmäßig einen Zustand des vegetativen Nervensystems, in dem psychologische Selbstbestimmung und medizinische Regeneration möglich werden. Wie fühlt sich solch ein Zustand an? Japanische Forscherinnen und Forscher[2] haben einen Fragebogen entwickelt, der eine Fähigkeit misst, die in Asien sehr viel mehr zur Kultur gehört als in Europa oder in den USA. Es handelt sich um die Fähigkeit, nichts zu tun und nichts zu wollen. Ein paar Fragen daraus können dabei helfen, für sich selbst zu untersuchen, ob man über diese Fähigkeit verfügt. Wie viele von den folgenden Fragen können Sie für sich bejahen?

- Es fühlt sich wunderbar an, am Leben zu sein.
- Ich fühle mich zufrieden, gerade jetzt.
- Ich nehme die Dinge, wie sie sind.
- Ich liebe es, einfach so herumzuspazieren, ohne spezifisches Ziel.
- Es fühlt sich gut an, einfach nur zu sein.
- Ich bin dankbar, dass ich geboren wurde.[3]

Die Fähigkeit, aus dem Alltagsbetrieb heraus in eine Stimmung umzuschalten, die dazu führt, dass man solche Fragen mit »Ja« beantwortet, das ist Mañana-Kompetenz. Ohne diese Fähigkeit laufen wir Gefahr, unzufrieden am eigenen Leben vorbeizuleben oder sogar zum Opfer der eigenen Erfolge zu werden.

Wer damit beginnen will, mehr Mañana-Gefühl in sein Leben zu bringen, muss zuerst einmal eine Vorstellung davon haben, wie sich die Verfassung bemerkbar macht, von der wir reden. Es ist nämlich keineswegs selbstverständlich, dass man weiß, wonach man dabei zu suchen hat. Ich selbst habe solche Gefühle aus meiner Kindheit in Erinnerung. Zum Beispiel wenn ich mich im Kirschbaum versteckt hatte, dort einen Band Karl May las, mir ab und zu eine süße Kirsche in den Mund steckte und für den Rest der Welt unsichtbar war. Der Geruch des warmen Holzes und der Blätter, des durch den Schattenwurf der Äste gefilterten Sommerlichts und der Eindruck, in einem Kokon zu sitzen, erzeugten in mir eine innere Verfassung, für die mir kein besseres Wort als »Behagen« einfällt. Behagen findet auf jeden Fall im Körper statt und nicht im Kopf. Behagen ist ein Eins-zu-eins-Gefühl. Behagen spürt man, man denkt es nicht.

Kennen Sie das Phänomen, dass sich manche Menschen wortreich dessen versichern müssen, dass es ihnen gerade gut geht? »Haben wir es nicht schön miteinander?«, fragen sie dann auf der Terrasse des Gasthofs am See in die Runde. »Wie ist es doch wunderbar«, seufzen sie, wenn sie in Venedig Gondel fahren. Manche versuchen, ihr Wohlergehen mit Fotos oder MMS zu dokumentieren, und erhalten die Rückversicherung, dass es ihnen richtig gut ging, erst dann, wenn sie ihre Fotoausbeute anderen zeigen und erläutern. »Da waren wir auf dem Machu Picchu, ich sage dir, überwältigend. Und hier siehst du Harald mit einer Bäuerin. Mit wie wenig diese Menschen zufrieden sind. Und immer so freundlich, siehst du, hier hat sie ihm Kartoffeln geschenkt.« Ich selbst habe einen Freund, der seit Neuestem über seine Reisen einen Blog führt.

Ich will um Himmels willen niemandem das Recht absprechen, das eigene Wohlbefinden mitzuteilen. Immer dann, wenn Sie selbst jedoch bei sich oder bei anderen so etwas beobachten, stellen Sie sich die Frage: Wozu diese Bekanntmachung des eigenen Glücks? Soll sie andere teilhaben lassen und ihnen eine Freude bereiten? Oder dient sie der eigenen Rückversicherung, weil man das Behagen in Wirklichkeit gar nicht spürt, sondern nur denkt? Wenn der Parasympathikus arbeitet, *spüren* Sie das Behagen. Es breitet sich aus im Körper, und wenn es da ist, dann merken Sie es ganz genau. Sie haben dann nicht das Bedürfnis, es jemandem mitzuteilen.

Ich kann mich auch an ein Behagen in meiner Kindheit erinnern, wenn ich frisch gebadet in meinem Lieblingsnachthemd mit den rosa Blumen ins Bett schlüpfte. Es gab außerdem das Behagen, wenn es draußen regnete und ich im warmen Zimmer saß. Kartoffelsuppe mit Apfelküchle löste ebenfalls Behagen aus. Und wenn die Katze schnurrend in meinem Bett lag, half auch sie mir, mich behaglich zu fühlen.

Aus Gründen, die ich selber noch nicht ganz geklärt habe, ging dieses Gefühl dann im Laufe der Zeit verloren. Es kam mir abhanden. Vermutlich hängt das mit dem Erwachsenwerden zusammen. Wenn man das Abitur vor sich hat, reichen ein Blümchennachthemd und ein Vollbad nicht mehr aus, um die Sorgen zu zerstreuen, ob man auch genug gelernt hat. Die Tage scheinen kürzer zu werden, parallel dazu wird die Liste der Aufgaben und Pflichten immer länger. Sobald man studiert, tauchen die Geldsorgen auf. Geldsorgen sind absolutes Gift für ein Behaglichkeitsgefühl. Dann kommt der Liebeskummer dazu, der Vermieter macht Ärger, das Auto muss zum TÜV, die angesammelten Flaschen müssen zum Glascontainer usw. usf.

Wenn man erwachsen ist, nehmen die unerledigten Aufgaben beständig zu, einfach aufgrund der Tatsache, dass man einen kompletten Alltag ganz alleine meistern muss. Ihre Anzahl scheint gegen unendlich zu gehen. Und wenn man mal an einem Tag wirklich alles, was man sich vorgenommen hat, auch erledigt hat, dann gibt es immer noch die Möglichkeit, darüber nachzudenken, dass man mal die Schuhputzkiste aufräumen könnte. Und schon wieder verflüchtigt sich das Behaglichkeitsgefühl.

Die Wiederentdeckung der Behaglichkeit

Ich habe das Behagen durch meinen Mann wiederentdeckt. Er ist Künstler, er malt. Unsere erste gemeinsame Urlaubsreise ging nach Venedig. Ich hatte – von woher auch immer – einen Bildungsbürgerurlaub im Kopf. Die Vorstellung steckte einfach so in mir drin, ich hatte sie zu keinem Zeitpunkt selbst aktiv gewählt. »Das macht man halt so«, wäre meine Antwort auf die Frage gewesen, warum das so sein muss.

Was tat ich denn? Nun, ich plante den Urlaub generalstabsmäßig. Das war schon alles. Aber es genügte, um jedes Aufkommen von Behaglichkeit nachhaltig zu verhindern. Ich hatte einen Reiseführer von Venedig und hatte mir mithilfe eines Stadtplans eine genaue Route für unsere acht Tage Aufenthalt zurechtgelegt. Ich hatte auch ein Kochbuch der venezianischen Küche erstanden und eine Liste derjenigen Gerichte angelegt, die wir unbedingt probieren müssten. Ergänzt wurde meine Planung durch eine Aufstellung der Krimi-Schauplätze bei Donna Leon sowie der Bars und Restaurants, in denen sich Commissario Brunetti aufzuhalten pflegt.

Mein Mann machte dieses Pensum zwei Tage lang mit. Am dritten Tag änderte sich das, ich weiß es noch wie heute. Wir hatten in einem kleinen Restaurant direkt an einem Kanal zu Mittag gegessen. Der Espresso war getrunken, die Gläser geleert. »Sollen wir zahlen?«, fragte ich und wollte mich schon nach der Bedienung umdrehen, denn mein Plan sah ein strenges Nachmittagsprogramm vor. »Nee, wart mal«, sagte mein Mann. »Wie, wart mal?« Ich war irritiert. »Na ja, einfach mal warten. Nicht gleich gehen. Einfach sitzen bleiben.«

»Und was tun?« »Nichts«, sagte mein Mann und verfiel in tiefes Schweigen.

Na ja, meine Liebe war jung, und da tut man ja einiges. Und so wartete ich ab, was passieren würde. Es geschah nichts. Mein Mann saß da und schaute auf den Kanal. Er glotzte einfach nur so vor sich hin. Ich wurde unruhig und hibbelig. Einfach nur auf einen Kanal starren, war man dazu nach Venedig gekommen? So viele Palazzi gab es zu besichtigen, so viele Rundfahrten mit dem Vaporetto zu absolvieren, und dann noch die Glasbläser, die Balthus-Ausstellung im Palazzo Grassi, die Giudecca ...

Mich hielt es nicht länger auf meinem Stuhl.

»Also, ich schau mir jetzt mal die Umgebung an. Du kannst ja sitzen bleiben, ich komm dann wieder.«

»Tu das«, kam von ihm, mehr nicht.

Nach einer halben Stunde kehrte ich zurück, er hatte inzwischen ein Glas Wein bestellt und glotzte immer noch. Es war mir ein absolutes Rätsel, was dieser Mann da tat. Heute, im Rückblick, weiß ich es. Er empfand Behagen und wusste, wie man das auskostet. Ich hingegen wusste nicht mal mehr theoretisch, wie das geht.

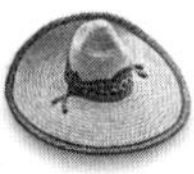

»Setz dich hin, trink einen Wein und bleib einfach mal sitzen«, empfahl er mir. Der Wein und die Mittagshitze dämpften meinen Aktionismus. Wir saßen dann noch zwei Stunden am Kanal, das Programm des Nachmittags war sowieso geknickt. Behagen war es, das sich seit Langem zum ersten Mal wieder in mir geregt hat. Für den Rest vom Urlaub hatte das Mañana-Gefühl oberste Priorität. Wir besichtigten Venedig nicht mehr nach Plan, sondern wir ließen uns treiben. Wir liefen einfach drauflos. Wenn wir irgendwo sitzen bleiben wollten, blieben wir sitzen, wenn wir weitergehen wollten, gingen wir weiter, wenn wir in eine Kirche schauen wollten, gingen wir rein. Eine Katze, ein Hund, eine Geranie in einer Blechdose, eine Wäscheleine mit Strümpfen, ein Fensterladen mit abblätternder Farbe, der Geruch aus dem Kanal, ein Kuss, ein Streicheln, das Gehen, die Sonne, der Schatten. Das Denken war ausgeschaltet. Und was soll ich sagen, natürlich entdeckten wir auf die Art meines Mannes die wundervollsten Ecken, die wir mit meinem Touristenplan niemals gefunden hätten.

An dieser Stelle möchte ich Ihnen einen wunderbaren Comic ans Herz legen, der – von einem Japaner gezeichnet – die Mañana-Verfassung zum Thema hat. Es hat den Titel »Der spazierende Mann« und kommt fast ohne Worte aus. Es ist ein Mann zu sehen, der in der Gegend, in der er wohnt, spazieren geht.[4] Andere Sequenzen zeigen nebenbei Szenen einer behaglichen Ehe. Ruhig, freundlich, zugewandt gehen Mann und Frau miteinander um. Kein Vergleich mit dem hysterischen Getue, wie es die Damen aus »Sex in the City« an den Tag legen. Behaglich eben. Und als Betrachter des Comics zweifelt man nicht daran, dass diese japanische Ehe Bestand haben wird. Was aus den Beziehungen der Damen aus der amerikanischen Serie geworden ist, wissen wir ja.

Damals in Venedig am Kanal brauchte ich noch den Wein als Betäubungsmittel für den Sympathikus-Tonus, um meinen inneren Turbo herunterzufahren und dem Parasympathikus eine Chance zu geben, seine Arbeit zu tun. Viele Menschen setzen zu diesem Zweck Alkohol ein. Daran ist nichts Verwerfliches, solange man auch über andere Möglichkeiten verfügt, den Sympathikus zu stoppen. Gefahr droht nur denjenigen, die sich ausschließlich mit Alkohol halbwegs zur Ruhe bringen können. Wir sprechen in diesen Fällen von »Sympathikus-Narkose« (siehe Kapitel 4). Die Faustregel: Sie sollten über fünf verschiedene, gut erprobte und zuverlässig funktionierende Möglichkeiten verfügen, den Sympathikus zu drosseln und Ihren Parasympathikus zu aktivieren. Alkohol kann ruhig auch eine Variante sein, aber eben nur eine unter vielen.

Teil II

Gründe für Mañana-Kompetenz

2 Psychologische Gründe für Mañana-Kompetenz
Von Dickhäutern und Dünnhäutern

Ist die Fähigkeit zu Mañana-Kompetenz angeboren, oder kann ich sie trainieren? Beides trifft zu. Teile dieser Fähigkeit sind angeboren, andere kann man erwerben. Im Folgenden wollen wir die Grundlagen für Mañana-Kompetenz im Einzelnen anschauen. Betrachten wir zuerst die Personen mit der angeborenen Fähigkeit. Tatsächlich gibt es Menschen, die die Mañana-Kompetenz ganz einfach schon in die Wiege gelegt bekommen haben. Jeder kennt solche Personen: Sie sind der Fels in der Brandung. Nichts kann sie erschüttern. Wenn alle anderen schon kurz vor dem geistigen Kollaps stehen, haben solche Leute Nerven wie Drahtseile. Mit dieser Fähigkeit liegt die Schwelle, bei der man Stress, Unruhe und Sorge erlebt, viel höher als beim Durchschnitt der Menschen. Wir haben es mit psychologischen Dickhäutern zu tun. Ihr Stresssystem springt einfach später an, als das bei anderen der Fall ist.

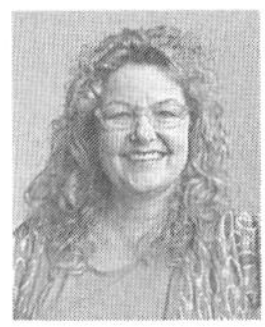

Wie es im Zusammenhang mit persönlichen Eigenschaften immer ist, so hat auch die Dickhäuterexistenz ihre Vorteile und ihre Nachteile. Ein Vorteil besteht darin, dass diese Menschen weniger Stress erleben als andere. Ein Nachteil ist, dass sie oftmals noch ruhig bleiben, wenn eigentlich schon längst Grund zur

Sorge bestünde. Gerade im Geschäftsleben gelangen oft die stressimmunen Dickhäuter an Spitzenpositionen, weil sie am besten mit dem Trubel, den solch eine Position mit sich bringt, umgehen können. Allerdings gibt es auch immer wieder Fälle, die deutlich machen, dass eine Führungsperson eine aufziehende Krise nicht rechtzeitig als solche erkannt hat und darum eine Firma pleitegeht. Hier stellte sich die dicke Haut als Nachteil heraus, sie war der Grund, warum Alarmsignale übersehen wurden. Auf jeden Fall haben Dickhäuter jedoch den Vorteil, von Natur aus schon mit einer eingebauten Mañana-Kompetenz ausgestattet zu sein.

Und dann gibt es natürlich auch die psychologischen Dünnhäuter. Sie haben eine sehr geringe Stressschwelle. Es braucht nur ganz wenig, und die Dünnhäuter sind alarmiert. Sie erleben starke Sorgegefühle, und sie machen sich die entsprechenden Gedanken. Sie machen sich Sorgen, wenn in der Morgenzeitung ein beunruhigender Artikel steht. Auf dem Weg zum Bahnhof machen sie sich Sorgen, dass sie den Zug verpassen und darum bei der morgendlichen Sitzung zu spät kommen könnten. Dann wäre möglicherweise die Kollegin verstimmt, und auf deren Vertrauen ist man doch angewiesen für das große Projekt im Sommer. Hat man den Zug glücklich erreicht, kann man sich Sorgen machen, ob er auch pünktlich ankommen wird, schließlich kommt immer mal wieder was dazwischen. Eine Weichenstörung oder ein Stromausfall. Hat man alles schon erlebt. Und hat man überhaupt die DVD mit der Präsentation dabei? Schnell wird noch einmal in der Aktentasche gewühlt, aus Hast eine Mappe übersehen, und erst nach zermürbenden

Minuten des Suchens ein erleichtertes Aufatmen. Alles dabei, alles im Lot.

Die Atempause währt nur kurz, denn die Kollegin ruft auf dem Handy an und teilt mit, dass man nicht als Vierte drankommt, sondern erst als Sechste, weil ein Kollege aus England vorgezogen wurde, der zum Flieger muss. Die Zeit wird sicher zu kurz, um die eigenen Ideen optimal darzustellen, die Zuhörenden werden erschöpft sein, man selber auch, es wird keine Zeit mehr sein, um Fragen zu beantworten, die ganze Mühe wird umsonst gewesen sein. Die Leserinnen und Leser, die zu den Dünnhäutern zählen, kennen die eben beschriebene Verfassung. Die Sorgenstimmung hält eigentlich die meiste Zeit an, die sorglosen Phasen sind im normalen Alltag spärlich gesät. Ein echter Tausendsassa unter den Dünnhäutern schafft es übrigens auch, sich im Urlaub Sorgen zu machen. Das Trinkwasser könnte Keime haben, das Hotelzimmer riecht nach Kakerlaken, der Flug ist noch nicht rückbestätigt, und die Spezial-Sonnenbrandcreme liegt vergessen zu Hause. Keinerlei Voraussetzung also, sich in die Mañana-Verfassung zu beamen und endlich das zu tun, wozu man in Urlaub gefahren ist: zu relaxen und die Batterien wieder aufzuladen.

Hoffnung für Dünnhäuter

Die Eigenschaft, immun gegen Stress zu sein und immer noch ruhig zu bleiben, wenn andere schon längst alle Fingernägel abgeknabbert haben, ist angeboren und bleibt ein Leben lang erhalten. Sie zählt zu den sogenannten festen Persönlichkeitsmerkmalen und lässt sich gut mit Fragebögen messen.[5] Gibt es also für die

Dünnhäuter keine Hoffnung? Sind sie dazu verurteilt, ein Leben lang unter einer dunklen, bedrohlichen Wolke zu leben? Das ist nicht nötig. Es gibt die Möglichkeit, dem Gefühl von Bedrohung zu entrinnen. Im Verlauf eines Lebens sind angeborene Eigenschaften nicht fest zementiert. Sie geben zwar einen Rahmen vor, aber wir können durch Prägung in der Kindheit oder sogar später als Erwachsener aktiv unseren Handlungsspielraum erweitern, um besser gegen die Anforderungen und Widrigkeiten des Lebens gewappnet zu sein.

Der Persönlichkeitspsychologe Julius Kuhl[6] hat sich mit dieser Frage beschäftigt. Und er hat herausgefunden, dass es manche Dünnhäuter gibt, die gelernt haben, mit ihrer hohen Sensibilität für besorgniserregende Nachrichten umzugehen. Die Fähigkeit, alarmiert reagieren zu können, ist nämlich grundsätzlich keine schlechte Eigenschaft. Sie ist sogar eine wichtige Überlebenshilfe, nicht nur für Menschen. Stellen Sie sich vor, wie ein Tier im Urwald überleben sollte, wenn es keine Antennen für merkwürdige Geräusche und Gerüche hätte!

Schlecht ist man nur dann dran, wenn sich das Alarmgefühl nicht wieder abschalten lässt. Hält ein Alarmgefühl zu lange an, ist das für den Organismus keine Überlebenshilfe mehr, sondern eine Last. Dann entsteht das, was man in der Wissenschaft chronischen Stress nennt. Alarmgefühle sind zunächst einmal nur das, was die Bezeichnung ausdrückt: Sie geben Alarm. Ist der Alarm wahrgenommen worden, kann man das Alarmgefühl ausschalten. Genauso wie man einen Wecker ausschaltet. Der Wecker hat geweckt, damit ist seine Aufgabe erfüllt. Das Gleiche gilt für das Alarmgefühl. Es entdeckt einen Grund zur Sorge, der Grund wird identifiziert. Ab da kann man das schlechte Gefühl herunterfahren und mit Ruhe und Besonnenheit nach Lösungen und guten Strategien suchen, um den Grund für die Sorge aus der Welt zu schaffen.

Diese Fähigkeit haben viele Dünnhäuter nicht. Deshalb führen sie ein Leben in Dauersorge. Aber es gibt eine gute Nachricht: *Jeder* Dünnhäuter kann umlernen. Wem die Mañana-Kompetenz nicht in die Wiege gelegt wurde, der kann sie sich antrainieren. Wenn sie Glück haben, lernen es die Dünnhäuter ganz früh von der Mutter und dem Vater, später dann eventuell von den Gleichaltrigen in der Schule, als Erwachsene schließlich durch Partnerinnen und Partner oder durch aktives, eigenes Training. Darum gibt es aus der Sicht der Wissenschaft zwei Sorten Dünnhäuter: solche, die ihr Alarmgefühl selber herunterregulieren können, und solche, die ihren gesamten Alltag mit anhaltendem inneren Alarmgeheul zubringen. Dünnhäuter mit der Regulierungskompetenz haben den geborenen Dickhäutern sogar etwas Wichtiges voraus: Sie haben ein Adlerauge für Fehler und mögliche Gefahren und können daher schneller reagieren als ein Dickhäuter. Gleichzeitig leiden sie aber nicht unter der erhöhten Wahrnehmungsfähigkeit für besorgniserregende Lebensumstände, denn sie können sich genau dann wieder in ihre Mañana-Verfassung bringen, wenn sie das wünschen.

Warum ist es so wichtig, das Alarmgefühl wieder herunterzufahren, wenn die Gefahr erkannt ist? Zwei Gründe gibt es hierfür. Den einen, den medizinischen Grund, erklären wir im Kapitel über das Nervensystem des Menschen. Der andere Grund ist ein psychologischer. Wir gehen im nächsten Kapitel auf ihn ein. Dazu müssen wir jedoch ein wenig ausholen, denn die Sachlage ist komplizierter, als man auf Anhieb meinen könnte.

Alarmgefühle und der Zugang zum Selbst

Eine Freundin begann nach dem Abitur, Verwaltungswissenschaft zu studieren. Sie studierte vier Semester bis zur Zwischenprüfung. Von Tag zu Tag wurde sie unglücklicher. Und sie wusste nicht, warum. Klar, Klausuren sind stressig, und unfreundliche Professoren können einem das Leben vermiesen. Massenveranstaltungen mit zu wenigen Sitzplätzen machen die Vorlesung zur Qual. Aber das Unglücklichsein der Freundin ging über das normale Maß von Ärger und Unwohlsein ihrer Mitstudierenden deutlich hinaus. Es dauerte eine Weile, bis sie das selbst registriert hatte. Und noch länger dauerte es, bis sie bemerkt hatte, woran das lag. Lag es am Studienfach? Wollte sie nicht eigentlich statt Verwaltungswissenschaft Philosophie oder Germanistik studieren? Das war es nicht, fand sie heraus, nachdem sie einen Abstecher in diese Fächer gemacht hatte.

Aber was war es dann? Es dauerte noch einmal drei Semester, bis ihr klar war: Sie wollte überhaupt nicht studieren. Sie wollte in die Gastronomie. Warum war ihr so lange nie aufgefallen, dass sie eine begeisterte Köchin und eine hervorragende Gastgeberin war? Wieso hatte sie sieben Semester benötigt, um dahinterzukommen, dass sie viel mehr Freude daran hatte, einen Truthahn zu tranchieren als einen wissenschaftlichen Text zu verfassen? Sind diese beiden Tätigkeiten nicht dermaßen unterschiedlich, dass man entsprechende Vorlieben und Abneigungen früh und ganz deutlich bemerken müsste? Die Eltern meiner Freundin hatten immer gesagt: »Du sollst einmal studieren, damit du es besser hast als wir.« Dieser Wunsch ihrer Eltern, der sie als Heranwachsende begleitete, hatte ihre eigene Lebensplanung geleitet, so lange, bis es nicht mehr ging. Was war hier geschehen?

Es gibt einen Vorgang, bei dem Ziele anderer Personen, Erwartungen von außen oder fremde Wertvorstellungen in das eigene Selbst übernommen werden, ohne dass die betroffene Person diese Fremdbesetzung bemerkt. Für diesen Vorgang haben die Psychologen Kuhl und Kazén ein Wort geprägt: Selbstinfiltration.[7] In den letzten Jahren gab es im wissenschaftlichen Umfeld dieser beiden Forscher viele neue Erkenntnisse dazu, wie es zu diesem merkwürdigen Vorgang überhaupt kommen kann. Wie kann es sein, dass sich fremde Vorstellungen in mein eigenes Selbst einschleichen, ohne dass ich etwas davon mitbekomme? Das ist unheimlich, nicht wahr? So viel ist klar: Auf der psychologischen Ebene passiert bei der Selbstinfiltration etwas Ähnliches wie bei einer Grippe. Ein Fremdkörper schleicht sich ein. Bei der Grippe ist es ein Virus, bei der Selbstinfiltration sind es fremde Ziele.

Und genauso wie es Menschen, die von einem Virus befallen sind, gesundheitlich schlecht geht, so geht es auch Menschen schlecht, die von fremden Zielen besetzt sind. Es gibt hierzu klare Befunde: Die Lebenszufriedenheit und die körperliche Gesundheit von Menschen mit einem hohen Kennwert für Selbstinfiltration sind deutlich geringer.[8] Zum Glück weiß man inzwischen einiges darüber, wie diese Fremdinvasion vonstattengeht, und darum kann man auch klare Tipps abgeben, wie jeder Einzelne diese unangenehme Besiedelung des eigenen Selbst verhindern kann. Sie ahnen es vielleicht schon: Die Fremdbesetzung des eigenen Selbst hat mit den Alarmgefühlen zu tun, die wir im letzten Kapitel besprochen haben. Denn Alarmgefühle behindern den Zugang zum eigenen Selbst. Wer im dauernden Red-Alert-Zustand seinen Tag verbringt, kann nicht bemerken, wenn sich ein fremdes Zielvirus einschleicht. Wir werden das noch ausführlich erklären.

Wollen Sie wissen, ob Sie in Gefahr sind, von fremden Zielviren befallen zu werden? Dann schauen Sie sich die folgenden Fragen an. Würden Sie sie eher mit »Ja« beantworten?

- Ich bemerke Verspannungen erst, wenn es schon wehtut.
- Mir scheint, oft weiß ich gar nicht, was ich will.

Oder eher diese Fragen?

- Ich kann meine inneren Bedürfnisse gut in Worte fassen.
- Wenn ich nervös bin, kenne ich in der Regel den Grund.

Diese Fragen stammen aus einem neuartigen Fragebogen, den der Psychologe Quirin, ein Mitarbeiter von Kuhl, entwickelt hat.[9] Er misst die Fähigkeit zu spüren, was man selber will, den sogenannten Selbstzugang.

(Auf der Homepage des Instituts von Prof. Kuhl kann man sich informieren, wie man diese Tests selber durchführen kann: www.impart.de.)

Ist es eigentlich grundsätzlich schlecht, fremde Ziele zu verfolgen? Nicht unbedingt. Aus der Forschung wissen wir dazu einiges. Fremde Ziele wirken nur dann gesundheitsschädlich, wenn sie den eigenen Bedürfnissen nicht entsprechen. Wenn ein Mensch solch ein fremdes Ziel verfolgt, das seinen eigenen Bedürfnissen nicht entspricht, und obendrein noch Stress und Druck dazukommen, gerät er in schlimme Zustände, körperlich wie seelisch. Hält solch ein Zustand über eine längere Zeit an, kommt es zu ernsten Krankheiten. Im Kapitel über die medizinischen Aspekte von Mañana-Kompetenz werden wir darüber einiges zu berichten haben.

Wieso kann es überhaupt so weit kommen, dass eine Person ein Ziel verfolgt, das den eigenen Bedürfnissen in keiner Weise entspricht, und sie das gar nicht merkt? Der Grund ist: Derjenige Teil der menschlichen Psyche, der für das Selbst zuständig ist, braucht absolute Ruhe, um arbeiten zu können.[10]

Man kann sich das vorstellen wie bei einem Auto mit Dieselmotor. Angenommen, Sie besitzen solch ein Auto, es ist funktionsfähig, prima in Schuss und frisch gewienert. Wenn Sie es mit Benzin betanken, kann es nicht fahren. Das liegt nicht am Auto, sondern am falschen Treibstoff. Ähnlich ist es mit dem Teil der menschlichen Psyche, den wir das »Selbst« nennen, und der Ruhe. Im Selbst sind alle unsere Erfahrungen und Erinnerungen gespeichert. Dieses Speichern beginnt bereits im Mutterleib, also sehr früh. Außerdem sind alle Erfahrungen mit Bewertungen versehen, die sich bei Gelegenheit als Körpersignale äußern.[11]

Im Selbst werden alle Erlebnisse, die ein Mensch im Laufe seines Lebens hat, blitzschnell daraufhin abgeprüft, ob sie, gemessen an den bisher gemachten Erfahrungen, gut für einen selber sind oder nicht. Das Selbst kann das leisten, weil es über eine riesengroße Datenbank verfügt, die viel größer ist als der modernste Computer, und auf die es sehr schnell zugreifen kann. Das Selbst kennt alle Bedürfnisse seines Besitzers oder seiner Besitzerin sehr genau und kann rasch entscheiden, ob ein Vorschlag, der von jemand anderem kommt, zu der eigenen Bedürfnislage passt oder nicht. Das Selbst ist also ein wichtiger Lotse, wenn es darum geht, das eigene Leben so zu gestalten, dass man sich selbst darin pudelwohl fühlt.

Wie der Dieselmotor das Diesel, so braucht das Selbst die Ruhe als Treibstoff, um arbeiten zu können. Unter Alarm ist das Selbst abgeschaltet, und andere Teile des psychischen Systems übernehmen die Führung. Bei Personen, die unter Daueralarm stehen, weil sie nicht gelernt haben, ihre mulmigen Gefühle herunterzuregulieren, kann sich das Selbst nicht äußern. Darum sind sie in großer Gefahr, ihnen nicht entsprechende fremde Ziele zu verfolgen, und zwar *ohne dass sie es selber bemerken!* Wer keine Mañana-Kompetenz besitzt, hat es sehr schwer, ein zufriedenes Leben zu führen. Denn ohne innere Ruhe kann kein Mensch wissen, was er selber wirklich will. Sein Selbst kann dann nicht arbeiten.

Selbstinfiltration muss nicht immer nur große Ziele betreffen, wie das Verwaltungsstudium meiner Freundin. Selbstinfiltration kann auch im ganz normalen Alltag stattfinden. Dazu gibt es eine schöne Geschichte.

Es war am Anfang meiner Ehe. Mein Mann und ich waren genau so lange zusammen, dass sich bereits bestimmte Weihnachtsbräuche eingespielt hatten. Ein

Brauch bestand darin, dass seine Mutter und einer meiner Brüder Weihnachten bei uns feierten. Und dass ich für den Heiligabend ein leckeres Essen kochte mit allem Drum und Dran: Vorspeise, Hauptgang, Dessert. Ich selbst war damals Vollzeit berufstätig. Und wie jeder weiß, ist der 24. Dezember ein Arbeitstag. Darum war es für mich nicht immer einfach, die Planung, das Einkaufen und das Kochen zu organisieren. Mein Mann hatte mir schon mehrmals vorgeschlagen, doch etwas Einfaches zu kochen und mir nicht so viel Mühe zu machen. Ich hatte immer abgewehrt mit dem Hinweis, dass ich doch gerne koche. Was ja auch stimmt.

An dieser Weihnacht also war ich am Weihnachtsmittag dabei, einen Schweinebraten in Senfkruste vorzubereiten. »Jauchzet, frohlocket, auf, preiset die Tage«, sang der Chor aus dem Radio das Weihnachtsoratorium von Bach. Ich hatte es auch wirklich bitter nötig, mich in eine frohe Festtagslaune zu versetzen. Denn irgendetwas stimmte nicht mit mir. Ich war den ganzen Tag schon gereizt, führte das aber auf einen lästigen Kollegen zurück, der seit zwei Wochen seinen Anteil an einem Artikel nicht ablieferte und mit dem ich am Morgen ein unerfreuliches Telefonat geführt hatte. Ich hantierte mit dem großen Stück Schweinefleisch für den Braten, einem Prachtexemplar aus der Nuss. Das macht mir normalerweise Spaß, denn ich stamme väterlicherseits aus einer Metzgerfamilie über mehrere Generationen. Mein Uropa hatte eine Metzgerei mit angeschlossener Gastwirtschaft und Kegelbahn. Schlachtplatte und Hausmacher-Leberwurst, diese Liga. Daher wohl meine Liebe zum Essen, Kochen und auch zum Umgang mit Fleisch. Ich dressierte den

Braten schön und machte die Marinade zurecht – Senf, Honig und Knoblauch mit ein wenig gemahlenem Piment –, war aber psychisch die ganze Zeit merkwürdig instabil. Irgendwie angefressen, wie man so schön sagt.

Da kam mein Mann in die Küche, beschwerte sich, dass es schon wieder unerträglich heiß hier sei, und öffnete das Fenster, um frische Luft hereinzulassen.

In diesem Moment wollte ich ihm den Schweinebraten an den Kopf werfen.

Ich sah es ganz deutlich vor meinem inneren Auge und sehe es auch heute noch. Ich spüre das Gewicht des Schweinebratens in meiner rechten Hand, ich sehe genau die Wurfbewegung, die mein Arm beschrieben hätte. Ich sehe den Schweinebraten fliegen, und ich kann auch genau sehen, wie er meinen Mann an der rechten Schläfe trifft.

Das wollte ich tun, oh ja.

Ein paar Millisekunden nachdem dieses Bild vor meinem inneren Auge aufgetaucht war, erschrak ich über meine Aggression. Um Himmels willen, er hatte nur das Küchenfenster geöffnet, was war denn los mit mir? Der Handlungsimpuls, den ich verspürte, stand in keinem Verhältnis zu der Handlung meines Mannes. Zugegeben – die Debatte über die Wohnungstemperatur war ein Dauerbrenner in unserer Beziehung. Er schwitzte, ich fror. Und dass er in meinem Küchenterritorium das Klima verändern wollte, konnte man als Übergriff verbuchen. Aber deswegen gleich eine Schweinebratenattacke starten, das war doch wohl zu viel.

Ich sagte darum gar nichts und verzog mich in mein Zimmer. Ließ die Küche Küche sein, legte mich auf die Couch und starrte in den Garten. Was war los mit mir?

Nach einiger Zeit der Beruhigung dämmerte es mir: Ich hatte keine Lust zu kochen. Ich war erschöpft, gestresst und ausgelaugt von meiner Arbeit. Daher rührte meine Gereiztheit, der faule Kollege war lediglich der Tropfen, der das Fass zum Überlaufen brachte. Die Ursache lag tiefer. Ich war nicht im Geringsten in Festtagslaune. Das konnte ich auch gar nicht sein, weil meine Batterien leer waren. Ich wollte heute keinen Schweinebraten zubereiten, ich wollte keinen Tisch decken, ich wollte überhaupt nicht in der Küche stehen. Ich wollte viel lieber auf der Couch liegen, das Weihnachtsoratorium hören, einen feinen Earl Grey mit Jasminblüten trinken und mich in meine weiche, dunkelrote Decke kuscheln. Etwas in der Richtung. Auf keinen Fall aber kochen. Eigentlich, so wurde mir deutlich, war mir auch die ganzen Jahre vorher das Weihnachtsmenü immer schwer auf die Nerven gegangen. Ich stand immer unter Stress.

Aber ich hatte das nie bewusst registriert!

Meine Mutter hat es genauso gemacht

Ein typischer Fall von Selbstinfiltration. Wie war das gekommen, dass ich einfach, ohne nachzudenken, ein riesiges Menü für den Weihnachtstag vorsah? Die Antwort ist klassisch: Meine Mutter hat es genauso gemacht. Und jede Weihnachten war die Stimmung in der Küche gereizt. Das war für mich normal, so hatte ich es gelernt. Und darum machte ich es genauso, obwohl es mit meinen eigenen Bedürfnissen völlig über Kreuz lag. Durch die Wucht des Impulses, meinem

Mann den Schweinebraten an den Kopf zu werfen (dem ich zum Glück hatte widerstehen können), wurde mir das Ausmaß deutlich, in dem ich derzeit meine eigenen Bedürfnisse unter den Tisch zwang. Und damit war klar, was zu tun war.

»Ich habe eigentlich keine Lust, heute zu kochen«, erklärte ich meinem Mann, nachdem ich ihn gebeten hatte, sich zu mir auf die Couch zu setzen. »Ich bin erschöpft und ausgelaugt und brauche Ruhe und keine zusätzliche Hektik.«

»Ich sage dir doch schon seit Jahren, dass du nicht jedes Mal so einen Aufwand betreiben sollst. Aber du hörst ja nicht auf mich.«

Was soll ich Ihnen sagen: Das stimmte. Seit Jahren bot er an, dass er sein Römertopfgericht kochen und dass man fürs Dessert einfach eine Packung Eis kaufen könnte. Aber ich hatte das nie gehört! Also – gehört hatte ich es schon, akustisch gewissermaßen. Aber es war nie so weit in mein psychisches System vorgedrungen, dass es Konsequenzen für meine Einstellung und mein Handeln gehabt hätte. Seltsam, seltsam. Was die menschliche Psyche so alles kann, nicht wahr? Aus der Motivationspsychologie ist dieser Vorgang bekannt. Solange die menschliche Psyche unter einer Zielvorstellung steht, die aktiv ist, kann die Informationsverarbeitung auf die sogenannte Zielabschirmung umstellen.[12] Alles, was nicht zielführend ist, wird einfach ignoriert. Man kann diese Fähigkeit natürlich auch nutzen, um Ziele zu verfolgen, die man sich selbst herausgesucht hat. Dann entfaltet sie eine segensreiche Wirkung.[13] Wird allerdings ein Ziel abgeschirmt, das gar nicht der eigenen Bedürfnislage entspricht, dann kann es bei zu großem Leidensdruck, wie wir gesehen haben, auch zum Ehestreit kommen.

Ich seufzte tief. Vor Erleichterung. Und nahm einen Schluck Tee. Und dann seine Hand.

»Und, was machen wir jetzt?«, fragte ich.

»Ich fahre zur Tanke und hole Eis. Du machst keine Mousse au Chocolat. Suppe vorher gibt's auch nicht, ich mache einen Salat.«

»Den Braten kann ich jetzt genauso gut in den Ofen schieben, fertig vorbereitet ist er ja eh schon«, wollte ich immerhin noch meinen Beitrag leisten.

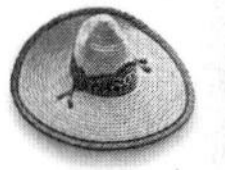

»Und als Beilage gibt es *keine* Kartoffelklöße! Einfache Salzkartoffeln tun es auch, die schäle ich. Fertig. Das muss genügen«, bestimmte mein Mann.

»Na ja, das Rotkraut kann ich schon noch machen.« Das war noch drin.

Abgemacht.

Es wurde ein guter Weihnachtstag.

Was war hier geschehen? Ich selbst bin, das haben Sie sich sicher schon gedacht, von Hause aus ein Dünnhäuter. Die Weihnachtstage bedeuteten für mich Stress. Ein Dünnhäuter unter Stress ist empfänglich für fremde Ziele, weil er keinen Zugang zu seinem Selbst hat, wo er die eigenen Bedürfnisse abfragen könnte. Er ist in der Lage, sich in eine selbst geschneiderte Zwangsjacke hineinzuquälen und darin so lange zu bleiben, bis die Qual so groß wird, dass sie sich als überschießende emotionale oder körperliche Reaktion äußert. Das kann ein Nervenzusammenbruch sein, ein Unfall, eine Krankheit. Es kann sich in Aggressionen äußern, in Tobsucht oder in Heulkrämpfen. Zerschmettertes Geschirr, schlagende Türen, aufheulende Autoreifen – solche Vorgänge sind oft einer selbst geschneiderten Zwangsjacke geschuldet, die man viel zu lange gar nicht bemerkt hat. *Man hat sie nicht bemerkt!* Das ist das Teuflische an der Selbstinfiltration.

Wie aber wird das Selbst wieder zugeschaltet? Indem man versucht, den Parasympathikus anzuwerfen. Damals, zu Zeiten des Weihnachtsbratens, wusste ich all das, über was ich heute in diesem Buch schreibe, noch nicht. Das mit dem Sofa und dem Tee habe ich instinktiv gemacht. Zum Glück. Denn ich weiß nicht, ob mein Mann so viele Jahre bei mir geblieben wäre, wenn er jede Weihnachten mit diversen Wurfgeschossen hätte rechnen müssen. Auf Dauer nimmt man so etwas dann ja doch persönlich.

In diesem Buch werden Sie noch viel darüber lernen, wie man den Parasympathikus aktivieren kann, um immer wieder sicherzustellen, dass der Zugang zum Selbst und damit zu den eigenen Bedürfnissen frei ist. Es geht hier nicht darum, ab sofort ein Egoist zu werden. Ich habe das Schweinebratenbeispiel deswegen in dieses Buch aufgenommen, weil es sehr schön den Weg beschreibt, wie durch Wahrnehmung eigener Bedürfnisse friedliche und sachorientierte Verhandlungen möglich werden. Stellen Sie sich die Weihnachten vor, wenn ich es nicht geschafft hätte, meine Bedürfnisse in ruhigem Ton mitzuteilen. Stellen Sie sich vor, der Schweinebraten wäre geflogen. Welche Variante ziehen Sie vor? Die Gesprächs- oder die Wurfvariante? Eben. Gut verhandeln kann nur der, der seine eigenen Bedürfnisse präzise kennt und sie darum auch seinem Menschen gegenüber verständlich und nachvollziehbar mitteilen kann. Den anderen bleibt nur der Schweinebratenwurf oder die fortdauernde Selbstkasteiung, je nach Temperament. Beides führt jedoch zu einer Unterdrückung des Parasympathikus und wirkt sich ungünstig auf unsere Gesundheit aus. Nun sind Sie sicher gespannt, wie man sich diese Wirkung des Parasympathikus erklären kann. Das nächste Kapitel ist darum der Medizin gewidmet.

3 Medizinische Gründe für Mañana-Kompetenz

Zufrieden leben mit dem Parasympathikus

Der Star dieses Buches ist der Parasymphatikus. Ihn gezielt zu aktivieren, das ist Mañana-Kompetenz. Das klingt zunächst ziemlich medizinisch und abstrakt.

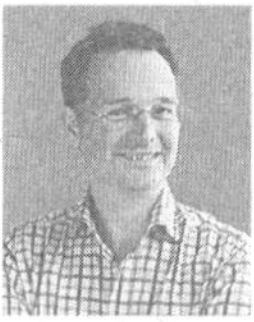

Aber keine Angst: In diesem Kapitel geht es auch um Medizin, aber in einem ganz praktischen Sinn. Wie wir im vorangegangenen Kapitel gesehen haben, ermöglicht der Parasympathikus den Zugang zu sich selbst. Aus medizinischer Sicht ermöglicht er Regeneration, Heilung, Erotik und ein zufriedenes Lebensgefühl. Der Parasympathikus hat also viel mit innerer Ruhe und Entspannung zu tun.

Offensichtlich haben wir dies nötiger denn je, zumindest wenn man die Wellnessangebote wie Hot Stones, Vital Aging, Sensual Detox bis Aromamassagen betrachtet, die in den letzten Jahren wie Pilze aus dem Boden schießen. Allein das unendliche Angebot von jährlich neuen Entspannungsbüchern spricht für sich. Aber warum fällt uns Entspannung heute oft so schwer? Die Antwortet lautet: Dauerstress. Unter Dauerstress können wir nicht mehr entspannen, sogar dann nicht, wenn wir eigentlich Gelegenheit dazu hätten. Man weiß heute sehr gut, dass dadurch viele Krankheiten begünstigt werden.[14] Von den Rückenschmerzen bis hin zu den Schlafstörungen reichen die Beschwerden, die auf Dauerstress zurückgehen und die Hitliste der Fehlzeitenstatistiken erobern.[15] So hören wir immer häufiger beim Arzt, wenn mal wieder keine genaue Ursache für verschiedenste Beschwerden von Fußjucken bis Ohrgeräusch gefunden werden, den guten Rat: »Machen Sie sich doch weniger Stress.« Nur wie genau soll das gehen?

Die Forschung kennt inzwischen die typischen Auslöser von belastendem Dauerstress. Hohe Anforderung, ohne selbst Entscheidungsspielraum zu haben, kaum Kontrolle über die eigene Arbeitssituation und keine Aussicht, für seine Anstrengungen auch belohnt zu werden, das sind Stressfaktoren pur. Fehlen Wertschätzung und Anerkennung von Kollegen oder sogar in der Familie, wird es besonders belastend.[16] Der Verlust nahestehender Menschen, eine Behinderung, Scheidung, chronische Geldsorgen oder sogar Dauerlärm gehören dazu. Wenn wir uns hoffnungslos fühlen ohne jede Möglichkeit, die Dinge selbst zum Besseren zu wenden, dann sind die Voraussetzungen gegeben, dass Stress zum Dauerzustand wird und krank macht.[17] Wir kennen als Therapeuten solche Fälle nur zu gut und verneigen uns vor allen, die schwere Schicksalsschläge zu meistern haben, an denen man auch zerbrechen kann. Über die Auswirkungen solcher Krisen und darüber, was uns dabei hilft, sie zu meistern, gibt es hervorragende Bücher. Eines möchte ich ganz besonders empfehlen: »Biologie der Angst« des Göttinger Hirnforschers Gerald Hüther.[18] Hier kann man lesen, warum wir auf eine Krise mit Verzweiflung reagieren, was uns hilft, die Krise besser zu bewältigen, und wie es unser Gehirn schafft, uns auch in der schwersten Krise einen Ausweg zu bieten. In unserem Buch geht es aber um etwas anderes.

Um diejenigen nämlich, die unglücklich sind, obwohl sie eigentlich glücklich sein müssten. In unsere Seminare und in die Sprechstunden kommen immer mehr Menschen, die von sich sagen, dass sie genau so leben, wie sie es sich immer erträumt haben. Sie haben keine Schicksalsschläge zu verkraften, leben in finanzieller Sicherheit, werden von ihren Mitmenschen geachtet und geschätzt und umgeben sich mit schönen Dingen. Alles da zum Glücklichsein. Und trotzdem geht es ihnen nicht gut. In einer Krisensituation liegt der Zusammenhang von Belastung, Depression und Krankheit auf der Hand. Lässt sich an der Situation etwas ändern, schafft man es, auf einen seinen Erwartungen entsprechenden Arbeitsplatz zu wechseln oder überhaupt einen Job zu ergattern, seine Geldsorgen zu beheben oder sich von einem Partner zu trennen, der einem nicht guttut – was auch immer diese Krisensituation ausmacht: Gelingt es, sich daraus zu befreien, geht es bergauf. Bei Menschen aber, bei denen alles wunderbar erscheint und die trotzdem unter Stress und seinen Folgen leiden, sind die Zusammenhänge auf den ersten Blick rätselhaft. Tatsächlich sind das Fälle mangelnder Mañana-Kompetenz.

Ich lebe meinen Traum

Nicht alle finden Ruhe und Entspannung erstrebenswert. Es gibt Menschen, die gerne unter Strom stehen und sich gar nicht vorstellen können, die Dinge etwas lockerer anzugehen. Ob als Künstler, Sportler, Manager oder Familienmensch – sie haben ihren Traumberuf, in den sie ihre ganze Leidenschaft legen und in dem sie dementsprechend erfolgreich sind. Solchen Menschen fällt es regelrecht schwer, Urlaub zu nehmen oder am Wochenende mal etwas ganz anderes zu tun. Es macht einfach zu viel Spaß, ständig Gas zu geben. Das kann eine ganze Weile gut gehen. Aber irgendwann, beim einen früher, beim anderen später, kommt Sand ins Getriebe. Da ist mit einem Mal die hartnäckige Infektion, die man sich im Urlaub eingefangen hat und die das ganze Jahr über nicht mehr weggeht, da ist plötzlich dieses Ohrgeräusch, die Stimmungen schwanken auf unerklärliche Weise, und schließlich fehlt einem jegliche Lust auf Sex. So sieht der sichere Weg in einen handfesten Burn-out aus, den kompletten Erschöpfungszustand, der uns dann zu einer sofortigen Generalpause zwingt. Burn-out ist wohlgemerkt die Krankheit der Tüchtigen, also derjenigen, die nicht aufhören können, Leistung zu bringen.

Ein junger Unternehmer kam in die Sprechstunde. Seit einigen Monaten ist er öfter zittrig, erzählte er mir, und kann sich nur noch sehr schwer konzentrieren. Nachts liegt er meist wach. Er hat schon regelrecht Angst, nicht einzuschlafen, deshalb hat er sich ein ziemlich starkes Schlafmittel als »Notfallmedikament« besorgt. Er fühlt sich ausgebrannt und erschöpft. Zwanzig Jahre war er nicht krank gewesen, nun genügt das Niesen eines Mitarbeiters, und er steckt sich an. Früher hat er Leistungssport betrieben, jetzt fühlt er sich nach dem Sport kraftlos anstatt fit. Haare fallen ihm aus, und der Piepston im Ohr wird zum Dauerzustand. Die Potenz ist schließlich auch beim Teufel.

Seine Lebenssituation schilderte er so: Vor zehn Jahren entwickelte er eine geniale Software. Tag und

Nacht hat er an dem Produkt gebastelt und schließlich eine Firma dazu gegründet. Seit dieser Zeit ging es beruflich ständig bergauf. Inzwischen gibt es über 100 Mitarbeiter, große Unternehmen wollten mehrfach die Firma kaufen, er lehnte jedoch ab, weil er gerne Unternehmer ist und sich dadurch auch seinen angestellten Mitstreitern verantwortlich fühlt. Inzwischen haben auch große Unternehmen die Marktlücke entdeckt, und die kleine Firma musste schnell wachsen, um konkurrenzfähig zu bleiben. Dieser Schritt ist ebenfalls gelungen, sodass der Wert des Unternehmens inzwischen beträchtlich gewachsen ist. Finanziell kann er sich sehr viel leisten, macht schöne Urlaube. Und dennoch: Obwohl er seinen beruflichen Traum verwirklicht hat, obwohl er in einer glücklichen Beziehung lebt, fühlt er sich leer, ausgebrannt und kränkelt.

Eine 25-jährige Floristin hatte die wunderbare Geschäftsidee für einen Laden mit dem Namen »Rosenfee«. Die »Rosenfee« sollte sich auf das Thema Rosen in allen Spielarten konzentrieren. Alte Rosensorten für den Garten, Schnittrosen für zauberhafte Sträuße, Kochkurse zum Thema »Rosen in Küche und Konditorei«, Rosenkosmetika und Rosenaccessoires aus aller Herren Länder, das war das Konzept. Ihr Lebenspartner willigte ein, das Büro zu übernehmen, und die beiden beantragten einen Existenzgründungskredit, der auch bewilligt wurde. Nach drei Jahren begab sich die junge Frau freiwillig für sechs Wochen in eine psychosomatische Klinik. Sie konnte einfach nicht mehr, war erschöpft, hatte einen Nervenzusammenbruch bekommen und daraufhin von ihrer Hausärztin die Burn-out-Diagnose. Im Gespräch kommt heraus, dass sie sich beim besten Willen nicht erklären kann, warum sie nun auf einmal krank sein soll, wo doch eigentlich ihr Lebenstraum in Erfüllung gegangen ist. »Der Tag, an dem ich zusammen mit meinem Partner die ›Rosenfee‹ eröffnet habe, ist der glücklichste Tag meines Lebens. Die Arbeit für meinen Laden hat mich tagaus, tagein aufs Höchste inspiriert«, beteuert sie verzweifelt. Nie wollte sie irgendeine andere Arbeit tun als gerade diese. Burn-out-Patienten hat sie bisher immer als von ihrer Arbeit frustrierte Menschen wahrgenommen. Nie hätte sie gedacht, dass auch jemand, der für seine Arbeit Feuer und Flamme ist, Burn-out-gefährdet sein kann. In der erzwungenen Auszeit der psychosomatischen Rehabilitation lernte die junge Inhaberin der »Rosenfee«, dass auch das Glück gut dosiert sein will, wenn es gesund wirken soll.

Was sind die medizinischen Hintergründe dieses scheinbaren Widerspruches? Wir sehen solche Menschen leider erst dann, wenn derartige Symptome schon dabei sind, ihnen die Lebensqualität zu rauben. Keine Frage, es wäre besser, vorher die Weichen in Richtung Mañana-Kompetenz zu stellen, mit deren Hilfe man lange Gas geben kann und trotzdem gesund und zufrieden bleibt. Diejenigen, die gerne Gas geben und dabei erfolgreich sind, stellen die härtesten Fälle mangelnder Mañana-Kompetenz dar, die wir zu knacken haben, denn solchen Menschen ging es bis dahin ja prima. Solchen Menschen kann man nicht mit Klangschalen, Wellness-Tamtam oder Selbstfindungskursen à la Stricken für den Weltfrieden kommen, wenn man ihnen rechtzeitig die Notwendigkeit eigener Mañana-Kompetenz klarmachen will. Solche Menschen brauchen handfeste medizinische Erklärungen, warum ein Leben auf der Überholspur, auch wenn es richtig Spaß macht, zwangsläufig zu gesundheitlichen Problemen führt. Dazu starten wir mit einem kleinen Stress-Update.

Den Begriff Stress benutzte als Erster der amerikanische Physiologe Walter B. Cannon. Er bezeichnete damit störende Einflüsse auf das »innere Milieu« eines Menschen. Dieses innere Gleichgewicht nannte er Homöostase.[19] Die enorme Popularität des Begriffes »Stress« begann mit den Arbeiten des kanadischen Arztes für experimentelle Medizin Hans A. Selye. Selye war der Erste, der ab 1936 vor allem auf die Krankheitsbedeutung von Stress hinwies. Zu dieser Erkenntnis war er durch Experimente mit Versuchstieren gelangt. Diese setzte er massiven Bedrohungen wie Kälte, Hitze, Nahrungsmangel oder Verletzungen aus und stellte dann Veränderungen an der Nebenniere und den Lymphknoten fest, aber auch Magengeschwüre kamen vor.[20]

Heute wissen wir, dass bei der Stressreaktion Bereiche des Gehirns, das Hormonsystem und ganz besonders das vegetative Nervensystem sehr komplex zusammenwirken. Schauen wir uns die Rolle des vegetativen Nervensystems genauer an. Es erlaubt uns blitzschnelle unbewusste Anpassungsreaktionen, ohne die das Leben viel beschwerlicher und zum Teil unmöglich wäre. Man könnte das vegetative Nervensystem auch als Betriebssystem des Körpers bezeichnen, das im Hintergrund unbewusst funktioniert und die vielen schönen, bunten Programme, die wir dann am Computer bewusst nutzen, erst anwendbar macht.

Ohne diese unbewusste Grundsteuerung hätten wir Probleme. Wenn wir beispielsweise in einen See springen, dessen Temperatur 15 Grad beträgt, verengen sich blitzschnell unsere Gefäße an Armen und Beinen, um unsere Körperkerntemperatur von 37 Grad zu sichern. Würde dieser Vorgang bewusst ablaufen, dann verliefe das ungefähr so: Meine Thermorezeptoren melden ans Großhirn viel zu kaltes Wasser, das Großhirn analysiert daraufhin eine Gefahr, nämlich dass wir zu viel Wärme an das kalte Wasser verlieren. Dies stellt eine Bedrohung für unsere Körperkerntemperatur von 37 Grad dar, die wir aber benötigen, damit unsere inneren Organe gut funktionieren. Nun müssen wir uns eine Strategie gegen den Wärmeverlust in unserem Körperkern überlegen. Nach Abwägung mehrerer Möglichkeiten entscheiden wir, die Gefäße an Armen und Beinen zu verengen.

Sie ahnen, um was es geht. Das Ganze würde viel zu lange dauern. Bevor die Gegenreaktion eingeleitet würde, wären wir schon längst lebensgefährlich unterkühlt. Unser vegetatives Nervensystem hingegen erledigt den Vorgang blitzschnell und effektiv, ohne dass wir darüber nachdenken müssten. Wie es uns genauso ermöglicht, nach einem gemütlichen Mittagsmahl optimal zu verdauen oder bei Krankheitserregern unser Immunsystem, die Körperabwehr, zu aktivieren. Auch Sexualität wäre ohne die Automatismen des vegetativen Nervensystems nicht möglich. Dazu später mehr.

Sympathikus und Parasympathikus

Das vegetative Nervensystem mit seinen unbewussten Reaktionen teilt man ein in den Sympathikus und den Parasympathikus. Das sind zwei getrennt verlaufende

Nervenstränge, die sich vom Stammhirn aus zu den verschiedensten Andockstellen (Rezeptoren) im Körper ziehen: zu Organen, Gefäßen, Drüsen. Dabei haben die meisten Körperstrukturen Andockstellen sowohl für den Sympathikus als auch den Parasympathikus. Über diese Andockstellen können Organe aktiviert oder gehemmt werden. Wie spielen nun Sympathikus und Parasymphatikus zusammen? Dazu ein beliebtes Beispiel aus der Steinzeit: Ein Urururahne trabt gemütlich pfeifend durch die Steppe. Plötzlich sieht er einen Löwen.

Blitzschnell reagiert sein Körper mit einer Anpassung, die ihm Flucht oder Kampf ermöglicht. Die Muskulatur spannt sich an, der Herzschlag wird schneller, und der Blutdruck steigt. Die Bronchien werden weiter, um genügend Sauerstoff über die Gefäße in die Muskulatur zu pumpen. Die Sinnesorgane werden aktiviert, es weiten sich zum Beispiel die Augenpupillen, das Gehör wird geschärft. Unser Steinzeiturahn ist plötzlich hellwach. Die Schmerzwahrnehmung wird heruntergefahren, damit er weiterrennen kann, auch wenn er sich den Knöchel verstaucht. Die Blutgerinnung wird beschleunigt, damit wir bei Wunden nicht verbluten. Aus den Fettreserven wird Zucker ins Blut abgegeben, aus der Muskulatur werden Proteine bereitgestellt, um den nun beanspruchten Muskelgruppen Energie und Substanz zur Verfügung zu stellen. Sogar die unzähligen winzigen Haarmuskeln reagieren, nämlich um unseren Urahnen die vielen Haare zu Berge stehen zu lassen. Der erscheint mit seinem üppigeren Haarkleid somit optisch größer. Bleibt zu hoffen, dass der Löwe dadurch seinerseits einen tüchtigen Schrecken bekommt.

Dies alles ist das Werk des Sympathikus. Er hat dabei einen wichtigen Helfer, das Schreckhormon Adrenalin, welches bei Gefahr ins Blut freigesetzt wird und den Sympathikus sehr wirkungsvoll unterstützt. Alle Systeme jedoch, die nicht unmittelbar zum akuten Überleben notwendig sind, wie etwa die Verdauung, werden heruntergefahren, um Energie zu sparen. Das alles passiert in Sekundenbruchteilen und selbst dann, wenn wir lediglich ein Blätterrascheln hören oder einen bestimmten Geruch wahrnehmen, hinter dem wir einen Löwen auch nur vermuten.[21]

Wenn unser Urahn den Löwen erfolgreich vertrieben hat oder sich rechtzeitig auf einen Baum flüchten konnte, lässt der Schreck langsam nach, und der Parasympathikus kann das Ruder übernehmen. Über seine Nervenbahnen und Andockstellen reguliert er nun alle Fluchtorgane zurück in den Schongang: Das Herz beruhigt sich und schlägt wieder langsamer, die Muskulatur entspannt sich, der Blutdruck kann sinken. Die Leber speichert unverbrauchten Blutzucker als Fettreserven ein. Das Immunsystem kann sich wieder auf langfristige Abwehraufgaben konzentrieren, die Verdauung beginnt wieder richtig zu arbeiten, und sexuelle Schlüsselreize können wieder ihre Wirkung entfalten. Auch der Parasympathikus hat einen wirkungsvollen Helfer, das Zufriedenheitshormon Serotonin. Im Zusammenspiel mit dem Parasympathikus sorgt Serotonin für eine zufriedene, entspannte Stimmung. So kann sich schließlich ein Zustand der Muße entwickeln, in dem man sich angenehm erholt und in dem neue, kreative Ideen entstehen – der Mañana-Zustand eben! Unser Steinzeitmensch baut in diesem Zustand Kräfte auf für zukünftige Gefahren und entwickelt Ideen, um einer Bedrohung besser entrinnen zu können. Er baut vielleicht raffinierte Löwenfallen oder Wurfspeere, die wuchtiger und zielgenauer fliegen. Dann muss nächstes Mal der Sympathikus nicht so heftig reagieren, wenn sich ein Löwe nähert. Denn mit vollen Körperreserven und neuen Fähigkeiten kann sich unser Urururahn besser wehren. Dies alles ermöglicht uns der Parasympathikus.

Sympathikus und Parasympathikus, beide also sind für unser Überleben notwendig. Der eine, um uns kurzfristig vor Gefahren zu beschützen, der andere, um die Ressourcen für ein langfristiges Überleben aufzubauen. Jeder zu seiner Zeit. Der Sympathikus hat die Funktion, alles zu aktivieren, was uns Kampf oder Flucht ermöglicht. Der Parasympathikus ermöglicht uns zu regenerieren, zu wachsen, uns zu erholen und im Zusammenspiel mit dem Darmhirn gut zu verdauen. Während also der Sympathikus das Herz antreibt, wird es durch den Parasympathikus gebremst. Beide sollten nicht gleichzeitig aktiv sein, denn sonst würden wir gleichzeitig bremsen und Gas geben. Um das zu verhindern, kann das Gehirn bei Aktivierung des Sympathikus gleichzeitig den Parasymphatikus hemmen. Manchmal allerdings, wenn Sex im Spiel ist oder wenn wir etwas lernen wollen, brauchen wir beide in einem ganz feinen Zusammenspiel. Sie sind also keine Gegner, sondern sie spielen im selben Team, nur auf verschiedenen Positionen und mit verschiedenen Funktionen. So gibt es eben im Fußball Stürmer und Powersportler, aber auch Strategen und kühle Köpfe, die im geeigneten Moment auch mal das Tempo aus dem Spiel nehmen, damit Kräfte nicht unnötig verschlissen werden.

Dass der Stürmer Sympathikus in Situationen höchster Gefahr den längerfristig agierenden Strategen Parasympathikus unterdrückt, macht zunächst also durchaus Sinn. Wenn unser Steinzeitmensch vor dem Löwen wegrennt, dann sollte er nicht seine Energie darauf verwenden, sein Frühstück ordentlich zu verdauen, weil er sonst selbst als Mittagessen enden könnte. Auch die Steinzeitkinder konzentrierten ihre Kräfte in solchen Situationen nicht auf Wachstum, sondern mussten erst einmal schnell genug auf einen Baum klettern können (was den Minderwuchs bei Menschen erklärt, die in ihrer Kindheit extrem belastenden Situationen, wie etwa Krieg, ausgesetzt waren). Genauso wenig ist es wichtig, auf der Flucht qualitativ gute Samenzellen und Eizellen zu produzieren, geschweige denn, Lust zu bekommen, diese Qualität einzusetzen. Auch der Körpercheck auf langfristig gefährliche Infektionserreger hin spielt in Momenten einer akuten Lebensbedrohung keine Rolle.[22] Das Einzige, was zählt, ist, die nächsten Minuten zu überleben, und deshalb optimiert der Sympathikus alles auf dieses Ziel hin. Doch wir leben nun mal nicht mehr in der Steinzeit.

Würde unser Ururur ahn in die heutige Zeit gebeamt, würde er sich wahrscheinlich erst einmal Augen und Ohren zuhalten müssen angesichts der massiven optischen und akustischen Reizüberflutung. Wir müssen gar nicht so weit zurückblicken, um zu erkennen, in welchen Dimensionen sich unser Alltag verändert hat. Vor Erfindung der Glühbirne war es selbst in Großstädten nach Sonnenuntergang dunkel. Öllampen und Wachskerzen erzeugten ein höchstens schummriges Licht. Man musste sich zwangsläufig zur Ruhe begeben. Heute wird die Nacht zum Tag gemacht. Autolärm,

Handyklingeln, Sirenen, Bildschirme, nächtliches Flutlicht, wo man geht und steht. All dies bedeutet für unseren Sympathikus eine mögliche Gefahrenquelle, auf die er reagieren muss. Wie beim Steinzeitmenschen werden unsere Flucht- und Kampfsysteme aktiviert und Regenerationssysteme unterdrückt. Und das, obwohl uns heute Muskelkraft und Schnelligkeit kaum Vorteile bringen. Heute haben wir eindeutig andere Probleme.

Noch vor hundert Jahren waren die Sorgen und Gefahren unserer Vorfahren schon im Kindesalter viel unmittelbarer und bedrohlicher als in unserer heutigen Zeit. Das tägliche Brot, das Dach über dem Kopf, Hygiene besonders bei der Nahrungsherstellung – das alles war keine Selbstverständlichkeit. Man musste sich viel mehr auf das augenblickliche Überleben konzentrieren. Die Menschen starben an Tuberkulose, Diphterie, Kindbettfieber, die heute alle kein wesentliches Problem mehr darstellen. Die Lebenserwartung war nur halb so hoch wie heute. Ein Baby, das 2009 in Deutschland geboren wurde, hat eine durchschnittliche Lebenserwartung von zirka 78 Jahren. Dies für alle, die in romantischer Verkennung der Vergangenheit davon schwärmen, dass das Leben damals viel natürlicher und die Menschen deshalb gesünder gewesen seien.

Nein, das Leben war damals für die allermeisten hart, beschwerlich und viel kürzer. Der Tod war von Kindheit an ein enger Begleiter und raffte regelmäßig Spielgefährten dahin. Ein intakter Sympathikus, der für eine schnelle Reaktion auf Gefahrensituationen sorgte, machte für das unmittelbare Überleben Sinn. Im Ernstfall auch auf Kosten des Parasympathikus, wenn es darum ging, vor einer Gefahr wegzulaufen oder ein Stückchen Brot zu ergattern. Für uns heutige Zivilisationsmenschen birgt die Fähigkeit des Sympathikus, den Parasympathikus zu unterdrücken, jedoch große Probleme. Aus zwei Gründen: Trotz der viel günstiger erscheinenden Lebensumstände ist unser Sympathikus viel häufiger aktiv als früher. Und wir werden viel älter.

Dauerbrenner Sympathikus

Es kann uns heute leicht passieren, dass wir von morgens bis abends in einer Art körperlicher Generalmobilmachung verbringen, so als müssten wir den ganzen Tag vor einem Löwen flüchten. Unsere hauptsächlichen Stressverursacher sind heute jedoch psychischer Art. Den Säugetieren und auch den Menschen der Steinzeit sind und waren die Stressfaktoren wie Geldsorgen, Prüfungsstress, Angst vor Arbeitslosigkeit oder ständiger Termindruck völlig fremd. Mittelalterliche Schuhmacher kannten keinen Stau auf der Autobahn, verwirrende Telefontarife, keine 120 Fernsehprogramme, von denen 118 ständig über die neuesten Katastrophen berichten. Ganz zu schweigen von täglichen Formularen, die kein Mensch mehr verstehen kann. All das setzt uns unter Strom und aktiviert damit den Sympathikus. Der aktiviert wie eh und je Muskelanspannung und Blutdruck, ohne dass uns dies besonders hilft, wenn der Computer schon wieder abgestürzt ist, die Telekom schon wieder die falsche Rechnung geschickt hat oder die Kinder ihr Zimmer schon wieder nicht aufgeräumt haben.

Im Fall des erfolgreichen Softwareunternehmers

oder der »Rosenfee« entfaltet dazu ein weiterer Sympathikusantreiber seine volle Wirkung: die Hoffnung auf Erfolg. Eigentlich eine tolle Sache, leidenschaftlich nächtelang für die Verwirklichung einer genialen Idee, eines Kunstwerkes oder für die Planung eines Familienfestes zu arbeiten. So in einer Sache aufzugehen, Raum und Zeit zu vergessen, eins mit sich selbst und der Umwelt zu sein, nennt man auch »Flow«. Flow ist toll, und es ist zu wünschen, dass jeder Mensch oft und regelmäßig Flow erleben darf. Doch wieder mal macht die Dosis das Gift. Es kann auch des Guten zu viel geben. Um zu verstehen, wie man trotz permanenten Flows in Depression und Krankheit abrutschen kann, kommen nun zwei neue Mitspieler ins Team: das Begeisterungshormon Dopamin und das Euphoriehormon Endorphin.

»Mir geht's doch prima« – der Dopaminrausch

Immer dann, wenn wir über unser Verhalten zu einem Ziel gelangen wollen, hinter dem eine Belohnung steckt, brauchen wir Dopamin. Während uns Adrenalin in einer Schrecksekunde blitzschnell alle Sinne schärft und wach macht, um einer aktuellen Gefahr zu entgehen, sorgt Dopamin dafür, dass wir besonders aufmerksam und wach sind. Es hilft uns, alle Kräfte einzusetzen, um langfristig ein bestimmtes positives Ziel zu erreichen, wie etwa einen Schulabschluss, eine Beförderung oder auch ein Buch zu schreiben. Dopamin entfaltet dabei seine Wirkung hauptsächlich im Gehirn. Es bewirkt, dass wir stark motiviert sind, vor allem dann, wenn wir für unsere Aktivität eine Belohnung erwarten können.[23] Dopamin liebt die nicht ganz leichten Aufgaben. Dann sorgt es dafür, dass wir besonders sorgfältig arbeiten. Leichte Aufgaben findet Dopamin langweilig und hält sich in seiner Wirkung zurück. Dies erklärt, warum sich seltsamerweise besonders bei leichten Aufgaben ständig Flüchtigkeitsfehler einschleichen, die bei anspruchsvoller Tätigkeit viel weniger vorkommen. Ohne Dopamin wären wir lust- und antriebslos. Wir hätten schlicht keinen Bock.

Dopamin kann noch mehr. Es erhöht die Informationsdichte, indem es den Informationsfilter im Gehirn abschaltet, mit dem wir uns normalerweise vor einem Informationsübermaß schützen. Mit diesem Filter werden normalerweise Informationen gesperrt, die uns bei einer Tätigkeit stören, Uhrenticken etwa, wenn wir gerade ein Buch lesen. Diese Hemmung brauchen wir also, wenn wir abschalten wollen, wenn wir mal Fünfe gerade sein lassen und nicht an den Ärger im Büro denken wollen.[24] Dopamin dagegen lässt uns alles wahrnehmen, was um uns herum passiert. Ständig auf der Suche nach allem, was uns der Belohnung näher bringen könnte.

Dopamin sorgt auch dafür, dass wir uns Hindernisse und Bedenken schönreden. Wir wollen einfach Gas geben, langweilige Bedenkenträger sind eher lästig. Das gilt übrigens auch für frisch Verliebte. Da kann der Angebetete noch so ein aufgeblasener Schluri sein und heiße Luft verbreiten, frisch verliebt verwandelt Dopamin ihn in einen Supermann. Unter dieser Voraussetzung können wir in einen regelrechten Schaffensrausch gelangen, wir lernen wie die Weltmeister, interessieren uns für alles und jedes, erledigen die Arbeiten der anderen gleich mit, kurz, wir laufen zu Höchstform auf. Werden wir für unsere Leistungen dann entsprechend belohnt, suchen wir schon die nächste Bewährungsprobe. Erledigen wir auch diese erfolgreich und winkt wieder eine Belohnung, kann das Spielchen ziemlich lange weitergehen, bis – ja, bis es zu viel wird.

Dann kippt die Wirkung von Dopamin ins Negative. Denn ein Ziel erreichen wir am besten, wenn unser Aufmerksamkeitsgrad hoch, aber nicht zu hoch ist. Hält der Dopamin-Rauschzustand zu lange an, führt zu viel Dopamin von der wachen Aufmerksamkeit zur Erregtheit, dann zur Aufgeregtheit und schließlich zur Fahrigkeit.[25] Also in einen Zustand der Zerstreutheit, bei dem wir tausend Sachen um uns herum registrieren, aufgreifen, aber nicht in einen sinnvollen Zusammenhang bringen oder gar entscheiden können, was zuerst zu tun ist. Wir wechseln sprunghaft von einer Aufgabe zur nächsten, alles lenkt uns ab, und am Ende leidet auch die Leistung darunter.

Dass die Informationen nicht gefiltert werden, ist dann nicht mehr Quelle für Inspiration, sondern die Informationsflut lenkt vom Wesentlichen ab. Möglichkeiten der Ablenkung gibt es heute wahrlich massenhaft, da genügt ein Blick in ein modernes Büro genauso wie in ein modernes Kinderzimmer. Überall piepst, blinkt und rattert es. Wenn ich für eine Managerschule Kurse gebe, dann finden diese in den schönsten Hotels und in den schönsten Landschaften der Schweiz statt. Doch was machen die meisten meiner Teilnehmer? Genießen sie in den Pausen und am frühen Abend die landschaftlichen Angebote oder wenigstens die Wellnessabteilung des Hotels? Leider nein. In den Pausen werden regelmäßig E-Mails und Voicemails gecheckt. Am Ende des Seminartages verschwindet die Hälfte der Teilnehmer auf die Zimmer, um an Telefonkonferenzen teilzunehmen oder mit Mitarbeitern den nächsten Tag zu besprechen. Arbeiten sie in einem globalisierten Unternehmen, ist es noch schlimmer. Da kann man dann die Schlaflosigkeit bis Mitternacht für die Bearbeitung frischer E-Mails vom Nachmittag aus den USA nutzen und die nach Mitternacht mit frischen E-Mails vom Morgen aus China verbringen. Und da man nur unter der Voraussetzung ständiger Erreichbarkeit am Seminar teilnehmen durfte, haben viele ihren Blackberry auch während des Seminars online, um jederzeit E-Mails beantworten zu können. Ich bin sicher, die meisten Teilnehmer werden sich zu Hause nicht an das Bergpanorama, den Geruch der Natur oder die Liegewiese der Wellnessabteilung erinnern.

Zu Hause ist es auch nicht viel besser. Oft schildern mir Patienten folgende wiederkehrende Situation: Dort angekommen, legt man sich zur Entspannung aufs Sofa. Noch voller Dopamin, sind die Erwartungshaltung und Lust auf Neues und Spannendes groß. Also den Fernseher ein. Und was läuft? Eine stimmungsvolle Reportage über die australische Tierwelt mit langen Kameraschwenks über zauberhafte Sonnenuntergänge. Oder noch viel schlimmer fürs Dopamin – ein alter Derrick. Zwar könnte man den behäbigen Textfluss und die Zeit nutzen, die den Tieren beim Balzen oder Derrick beim Verhör eingeräumt wird, um langsam Dopamin abzubauen und damit die Parasympathikus-Sperre aufzuheben. Das Zufriedenheitshormon Serotonin könnte sich breitmachen und seine entspannende Wirkung entfalten. Doch dazu kommt es nicht. Denn es gibt etwas, dem der vom Dopamin beherrschte Zeitgenosse nicht widerstehen kann – die Fernbedienung. Mit ihrer Hilfe lässt sich die Dopamingier nach Neuem bestens befriedigen. Beim Zappen setzen wir uns einer Flut unterschiedlichster optischer und akustischer Impulse aus. Nach vier Stunden und 20 Programmen gleichzeitig fühlt man sich innerlich leer, keiner einzigen Geschichte oder Reportage konnte man inhaltlich folgen.

Oder man nutzt eine andere Möglichkeit, endlich Ruhe im Kopf zu bekommen: Drogen. Nicht wenige Führungskräfte schildern mir unter vier Augen, dass sie abends eine Flasche Rotwein benötigen, um abschalten zu können. Doch hierbei geht es nicht um Aktivierung des Parasympathikus. Wir reden in solch einem Fall tatsächlich über eine Sympathikus-Narkose, und das ist etwas ganz anderes. Hier geht es nur darum, aus einem Erschöpfungszustand heraus endlich das Chaos im Kopf, das uns am Einschlafen hindert, zu verdrängen. Drogen können ein übererregtes Gehirn dämpfen. Mit Parasympathikus-Aktivierung hat dies jedoch nichts zu tun. Verdauung, Immunsystem, innere Ruhe erreichen wir nicht über Drogen. Alkohol kann einen angenehmen Abend zusätzlich unterstützen und dient zum entspannenden Genuss. Eine abendliche Alkoholnarkose hat andere Gründe. Sie ist nicht selten der Einstieg in die Abhängigkeit. Drogen werden selbstverständliche Helfer vor wichtigen Konferenzen und Reden, auf Geschäftsreisen oder am Feierabend. Doch dies hat alles nichts mit Mañana-Kompetenz zu tun, sondern ist lediglich eine Atempause auf dem Weg zum Burn-out. Wenn es nur noch mit Drogen gelingt, einigermaßen Ruhe im Kopf zu bekommen, dann ist ohne Wenn und Aber therapeutische Hilfe notwendig. Alleine kommt man selten aus dieser Situation heraus.

»Ich will mehr« – die Endorphinsucht

Bei Marathonläufern kennt man das Phänomen des sogenannten Runner's High. Die letzten 30 Minuten waren die Hölle, die Knie schmerzen, der Rücken will nicht mehr, und das Atmen fällt schwer, trotzdem erleben manche Läufer eine Art euphorischen Zustand. Biologisch erklärt man sich dies mit der Ausschüttung körpereigener stimmungsaufhellender Stoffe, der Endorphine. Endorphine senken die Schmerzschwelle und werden deswegen unter akuter Belastung aktiv. Normalerweise führen Schmerzen dazu, dass wir die schmerzhaften Körperteile schonen, um so den Heilungsprozess zu unterstützen. Wenn wir auf der Flucht sind, geht das nicht. Schmerzen würden stören. Wenn wir uns also beim Weglaufen verletzen, merken wir das nur kurzzeitig. Endorphine sorgen schnell dafür, dass wir den Schmerz nicht mehr spüren, und wir können unbehindert weiterlaufen.[26] Die Wirkung von Endorphinen kann extrem stark sein. So erklären sich die Berichte zum Beispiel von Soldaten, denen Gliedmaßen im Kampf abgetrennt wurden, die dies aber erst viel später im Lazarett bemerkten.

Wir können davon ausgehen, dass es Menschen gibt, die durch starke Belastungen zu einer hohen und lang anhaltenden Endorphinausschüttung neigen. Dadurch fühlen sie sich in Hochstimmung und können Körpersignale, die eine Pause anmahnen, lange ignorieren. Sie suchen regelrecht extremen Stress, und zwar auf allen Gebieten. Frau Müller, Modefotografin, liebt ihren Job, sie ist eine regelrechte Workaholic. Ihr Beruf bietet dazu alle Möglichkeiten, sie jettet um die ganze Welt, immer mit Termindruck und Hektik am Einsatzort. Eine weitere Möglichkeit für Frau Müller, sich durch Stress in Hochstimmung zu versetzen, sind Diäten. Davon hat sie schon alles durch, was es so gibt. Obwohl bei Kleidergröße 40 völlig normalgewichtig, fühlt sie sich viel zu dick. Eine gute Ausrede, um sich durch Hunger zu euphorisieren.[27] Neuerdings hat sie eine weitere Belastungsmöglichkeit gefunden: Fitnesssport.[28] Mit Begeisterung trainiert sie für Marathonrennen und nimmt an mehreren Wettkämpfen pro Jahr teil. In die Sprechstunde kommt sie nur, wenn lästige Infektionen einfach nicht mehr abklingen wollen (warum Dauerstress besonders für das Immunsystem schädlich ist, erkläre ich gleich). Zuletzt wollte sie ein Mittel gegen Durchfall, um anschließend bei brütender Hitze vier Stunden im heißen Auto zu einem Nachtmarathon zu fahren. Das ist Suchtverhalten reinster Güte mit Daueraktivierung des Sympathikus.

Vielleicht erklärt ein solches Suchtverhalten auch, warum es manchen Menschen so schwerfällt, abends im Berufsverkehr mit Tempo 70 gemütlich nach Hause zu fahren, eine entspannende Musik einzulegen und sich auf die Familie zu freuen. Stattdessen wird Gas gegeben, überholt, zu dicht aufgefahren. Dabei sagt ihnen der Verstand, dass man sich an der nächsten Ampel ohnehin wiedertrifft. Der Verstand verurteilt einen solchen Wahnsinn, der ja auch gefährlich ist. Dennoch kann man nicht anders. Man braucht den Kick.

Stressjunkies

Besonders problematisch wird es, wenn die Endorphinsucht und der Dopaminrausch zusammenfallen. Auf der einen Seite die Neigung, unter Extrembelastung Euphorie zu empfinden, auf der anderen Seite Erfolgsrausch und der Wunsch, viele neue Dinge aufzusaugen, um sie für diesen Erfolg weiter nutzen zu können. Beides zusammen sorgt für Action und Aktionismus pur, verbunden mit einem rauschhaften, euphorischen Lebensgefühl. Auch bei diesen Menschen funkt der Körper: »Mach eine Pause, regeneriere deine Systeme.« Doch diese Hilferufe haben keine Chance. Menschen in solch einer Situation können beruflich sehr erfolgreich sein. Zumindest glauben sie das. Nach einer Weile zählen nämlich nicht mehr die Ergebnisse, sondern purer Aktionismus. Statt durchdachtem Vorgehen und klaren Anweisungen herrscht zur Freude aller Kollegen eher »Management by helicopter«: reinfliegen, rumbrüllen und wieder verschwinden. Toll! Sport ist für diese Menschen nur dann interessant, wenn sie unter den ersten Zehn im Ziel des örtlichen Marathons einlaufen (sie nehmen dazu auch gerne kleine chemische Helferlein in Anspruch), und sie sehen überhaupt nicht ein, dass andere Menschen diesen Lebensstil und diese Art Leistungsdenken nicht teilen können. Auch Entspannung wird unter dem Leistungsprinzip praktiziert, zum Beispiel durch ein Power-Wellness-Wochenende. Genervte Hoteliers berichten dann, wie solche Stressjunkies das Wellnessprogramm von einer Woche an zwei Tagen durchziehen. Aber sechs Massagen in zwei Tagen bringen keine Erholung. Bevor der Parasympathikus zur Wirkung kommt, steht zeitoptimiert schon der nächste Termin an.

Wenn Sie nach alldem Ähnlichkeiten mit solch einem Stressjunkie an sich entdecken oder gar den Verdacht hegen, schon einer zu sein, machen Sie den folgenden Selbstcheck.

		Ja	Nein
1	Haben Sie öfter Probleme beim Einschlafen?	☐	☐
2	Lesen oder arbeiten Sie, wenn Sie alleine essen?	☐	☐
3	Finden Sie es schwer, nichts zu tun?	☐	☐
4	Haben Sie ständig Ihr Handy an, auch wenn es gar nicht notwendig wäre?	☐	☐
5	Arbeiten Sie gerne an Wochenenden oder Feiertagen?	☐	☐
6	Können Sie jederzeit und überall arbeiten?	☐	☐
7	Finden Sie, dass es schwer ist, Urlaub zu nehmen?	☐	☐
8	Haben Sie Angst vor der Pensionierung?	☐	☐
9	Hatten Sie schon seit Längerem keinen Kontakt zu Freunden außerhalb der Arbeit?	☐	☐
10	Zappen Sie ständig, wenn Sie fernsehen?	☐	☐

Haben Sie einige Male »Ja« angekreuzt, könnte gerade dieses Kapitel für Sie ganz besonders wichtig sein.

Unser Jungunternehmer und die Betreiberin der »Rosenfee« sind allerdings keine Stressjunkies. Bei ihnen steht nur der Parasympathikus unter Hausarrest.

Wir wollen nun beiden erklären, warum es aus medizinischen Gründen wichtig ist, ihn ab und zu daraus zu entlassen.

Die Folgen der dauerhaften Parasympathikus-Unterdrückung

Immunsystem

Kennen Sie das? Das ganze Jahr funktioniert der Körper prächtig. Man ist ständig auf Achse, erledigt effektiv seine Arbeiten und ist nie krank. Doch kaum fährt man in den Urlaub, kommt der Infekt, der regelmäßig die ersten Urlaubstage vermiest. Dies ist die Wirkung des Langzeitstresshormons Cortisol, das bei längerer Stressbelastung ins Spiel kommt, um den Sympathikus dauerhaft zu unterstützen. Es entfaltet seine Wirkung später als das Schreckhormon Adrenalin.

Cortisol hat vielfältige Wirkungen. Im Rahmen einer kürzeren Belastung hilft es, die anfänglichen Schreckreaktionen abzumildern und zurückzufahren. Wir haben dann zwar noch weiche Knie, aber keine Angst mehr. Ist eine langwierige Stressreaktion notwendig, um die Belastung zu bewältigen, hilft Cortisol, unsere Leistungssysteme noch gezielter einzusetzen. Das Immunsystem wird jetzt nicht einfach ausgeschaltet, sondern die Teile, die uns zu einer längeren Flucht verhelfen, werden sogar besonders aktiviert. Ganz so, als ob die Flucht unseres Steinzeiturahnen länger als üblich dauert und er es sich einfach nicht leisten kann, auf der Flucht eine Grippe zu bekommen. Bei Testpersonen, die aufgefordert wurden, spontan eine freie Rede zu halten oder mathematische Aufgaben vor Publikum zu lösen, Stress pur für die meisten, ist dieser Effekt gut nachweisbar. Zusammen mit einem höheren Pulsschlag fand man zusätzlich eine erhöhte Anzahl von Abwehrzellen im Blut.[29] Kurzfristig kann Stress also sogar das Immunsystem anregen.[30] Ist die »Gefahr« gebannt und kann man endlich etwas lockerer lassen, wird dieser Schutz wieder zurückgenommen. Vorher unterdrückte Bazillen können nun den Infekt auslösen und danach die ganz normale Abwehrreaktion des Körpers im Parasympathikus-Modus in Gang setzen. Nach einer Woche ist der Infekt dann überstanden, und der Urlaub kann doch noch genossen und zur Erholung genutzt werden.

Wer aber denkt, wozu dann Urlaub machen, am besten arbeitet man einfach weiter, verkennt, dass die stressbedingte vorübergehende Anregung des Immunsystems auf Pump basiert. Ein überhitztes Immunsystems bricht schnell zusammen. Ständige Sympathikus-Reizung und Cortisolaktivierung hemmen den Parasympathikus und damit die generelle Leistungsfähigkeit unseres Immunsystems.[31] Überreizt man diesen Schutzmechanismus, wird der gesamte Abwehrwall immer löchriger.[32] Normale grippale Infekte brauchen mit Arzt eine Woche, ohne Arzt sieben Tage. Dies versuche ich meinen Patienten klarzumachen, wenn sie erschreckt von Schweinegrippepanik und Zeckenapokalypse die Sprechstunde aufsuchen. Was jedoch auffällt: Immer mehr Patienten haben Infekte, die wesentlich länger brauchen, um abzuklingen, da helfen auch keine Antibiotika oder Wadenwickel. Oft sind Patienten betroffen, die in langwierigen Prüfungsvorbereitungen stecken, beruflich viel reisen müssen oder Eltern kleiner Kinder sind. Der Zusammenhang mit einer lang andauernden Belastungssituation liegt auf der Hand. Nur kann man eine solche Stressbelastung nicht mit Zahlen messen. Die Maßeinheit für Termindruck oder Prüfungsstress ist noch nicht gefunden. Es gibt jedoch eine Belastungsform, die man gut messen und in Zusammenhang mit dem Auftreten von Infekten bringen kann. Es ist die Stressbelastung durch übertriebenes körperliches Training.

Auffällig häufig erlebe ich solche mehrwöchigen Infekte, wenn Veranstaltungen wie zum Beispiel der Heidelberger Halbmarathon vor der Tür stehen. Es ist ein regelrechtes Volksfest, ganze Abteilungen aus Unternehmen, Verwaltungen und Vereinen trainieren vorher intensiv, um die Strecke am Wettkampftag zu bewältigen. In diesem Buch werden wir die Rolle des Sports als Mittel zum Stressabbau noch angemessen würdigen. An dieser Stelle geht es jedoch darum zu zeigen, was passiert, wenn das richtige Maß fehlt. Körperliche Belastung kann nämlich auch eine gehörige Stressbelastung darstellen. Und zwar so vehement, dass die anfängliche Stärkung des Immunsystems schnell zusammenbricht und Krankheitserreger sich viel leichter im Körper breitmachen können. Wenn also der Halbmarathon ansteht, wird vorher trainiert. Viele Studien zeigen, dass die Infektionsraten von Langstreckenläufern mit den geleisteten Trainingskilometern zusammenhängen. Bei 530 Teilnehmern an Straßenrennen konnte die Infektionsrate regelrecht anhand der gelaufenen Trainingskilometer ausgerechnet werden. Freizeitsportler agieren leider häufig nach dem Motto »Was uns nicht umbringt, macht uns nur noch härter« und laufen bei der Vorbereitung zum nächsten Wettkampf direkt in diese Overtraining-Falle hinein.[33]

Nun wissen Profisportler bzw. deren Trainer genau, dass der Körper ein sportliches Leistungstraining als großen Stress empfindet und danach eine Regenerationszeit braucht. Ein Profisportler kennt Mañana-Kompetenz, er muss sie gezielt einsetzen, um über lange Jahre konstant Höchstleistungen bringen zu können. Im ambitionierten Amateursport ist dieses Wissen oft nicht vorhanden. Es fehlen die erfahrenen Trainer, die auch mal bremsend in den Trainingsplan eingreifen. Genauso wie körperliche Belastung das Immunsystem unterdrückt, können auch Termindruck, Schlafmangel, Nachtarbeit oder Dauerlärm Ursachen sein für die Hemmung der körpereigenen Abwehr. Wer also mit langwierigen Magen-Darm-Infektionen, nicht enden wollenden Bronchitiden, ständig ausbrechenden Herpesbläschen oder chronischen Halsentzündungen zu kämpfen hat und bei dem der Arzt ernstere Krankheiten als Ursache ausgeschlossen hat, sollte es mal statt mit der zehnten Medikamentenbehandlung mit Mañana-Kompetenz versuchen.

Verdauung

Kaum jemand betet noch vor dem Essen. Dabei sollte man meinen, dies sei notwendiger denn je. In Zeiten von Gammelfleisch, Analogkäse und allem möglichen Zusammengepanschten erscheint es ziemlich fahrlässig, sich ohne höheren Beistand an den Tisch zu begeben. Erstaunlicherweise werden wir trotz all dieser Nahrungsmittelschummeleien immer älter. Wir haben heute nämlich die Hauptgefahrenquelle, nämlich mangelnde Hygiene, durchaus im Griff. Kühlschränke, Verfallsdaten und Vakuumverpackungen verhindern effektiv, dass sich Krankheitserreger in den Speisen vermehren können. Davon unberührt bleiben aber die Fragen, ob derartiges »Analogessen« unser Wohlbefinden fördert und warum ein zufriedenes Lächeln nach einer gelungenen Mahlzeit heutzutage immer seltener anzutreffen ist. Obwohl wir also das Hauptproblem bei der Nahrungszubereitung befriedigend gelöst haben, haben wir trotzdem immer häufiger Verdauungsprobleme. Warum?

Wenn ich bei meinen Vorsorgeuntersuchungen nach Befindlichkeitsstörungen frage, also nach körperlichen oder psychischen Beschwerden, die sich nicht auf eine organische Ursache zurückführen lassen, dann stehen Verdauungsbeschwerden ganz oben. Sodbrennen, Magendruck, Blähbauch und Stuhlgangprobleme kommen häufig vor. Liest man die einschlägige Presse, dann scheinen sich Modediagnosen wie Reizdarm oder Candida, eine (angebliche) Pilzüberwucherung des Darms, und vielfältigste Nahrungsmittelunverträglichkeiten epidemieartig breitzumachen. Alle möglichen Ursachen werden erwogen, Abertausende von Schläuchen in die verschiedenen Öffnungen des Verdauungsapparates geschoben, meist ohne greifbares Ergebnis. Dabei sind die meisten Beschwerden auf eine ganz einfache Ursache zurückzuführen, nämlich fehlende Mañana-Kompetenz.

Weil die moderne Medizin den Darm lange Zeit als eine Art Rohr mit Poren betrachtet hat, wunderte man sich sehr, als man feststellte, dass sich im Darm genauso viele Nervenzellen befinden wie im Rückenmark. Man nennt diese Nervenzellansammlung heute »enterales Nervensystem« oder kurz: »Darmhirn«. Wenn man genauer darüber nachdenkt, macht die herausragende Stellung des Verdauungstrakts auch hochgradig Sinn, denn die Einverleibung von fremden Substanzen zur Gewinnung von Energie, Nährstoffen und Körperbausteinen ist eine elementar wichtige Angelegenheit. Aber auch eine hochgefährliche und komplexe Sache. Denn neben den für uns nützlichen Dingen gibt es Milliarden anderer Substanzen oder Organismen, die uns Schaden zufügen und deshalb lieber nicht in unseren Körper eindringen sollten.

Alle Nahrungsbestandteile, ob brauchbar oder gefährlich, sollten im Darm möglichst sauber getrennt werden, um das eine durch die Darmwand in den Körper herein und das andere tunlichst draußen zu lassen. Werden Nahrungsbestandteile als ungefährlich identifiziert, geht die Arbeit erst richtig los. Alles muss in kleinste Bausteine zerlegt werden, damit es durch die Darmwand in den Körper gelangen kann, um anschließend seinen richtigen Platz zu finden. Für all diese Aufgaben braucht es ein leistungsfähiges Erkennungs-, Abwehr-, Sortier- und Transportsystem an Ort und Stelle. Dies leistet unser Darmhirn. Das Darmhirn meldet dabei in jedem Augenblick an die zentrale Lagerhaltung im Großhirn, welche Stoffe in den Körper gelangt sind, sodass sofort entsprechende Aufsättigung an die Appetitzentren weitergemeldet werden kann. Diese wiederum lenken unseren Appetit um auf Speisen, die Bestandteile enthalten, die wir noch nicht in ausreichender Menge aufgenommen haben.

Noch vor 50 Jahren konnten wir uns darauf verlassen, dass uns der Appetit auf die Nahrungsquellen hinlenkt, die tatsächlich das beinhalteten, was Aussehen, Geruch und Geschmack versprachen. Das ist heute anders, umso mehr brauchen wir das Darmhirn.

Ständige Neuentwicklungen in Fooddesign und raffinierte Aromazusätze gaukeln uns obendrein in Aussehen und Geschmack das tollste Essen vor, obwohl es nur aus billigem Soja- oder Maisgepansche besteht.[34] Da unsere Geschmackssinne dies leider nicht sofort erkennen können, befindet sich heute das Darmhirn in einem permanenten Lernprozess. So muss es erkennen, dass der Appetit auf Himbeeren nicht gestillt werden kann durch Joghurt mit Himbeergeschmack. Wenn auf dem Etikett lediglich »natürliche Aromastoffe« draufsteht, ist die Wahrscheinlichkeit gering, dass echte Himbeeren in den Darm gelangen. Eher wird es Zedernholzöl sein, das den Geschmack von Himbeeren nachahmt. Ist aber auch Natur, deswegen auch »natürliche« Aromastoffe. Ganz zu schweigen von anderen Hightechtricksereien, die gewaltigen Geschmack bei minimalem Rohstoffeinsatz ermöglichen. Dieser Lernprozess erklärt übrigens, dass solche durch aromatische Zusätze gefakte Analognahrung immer zur Folge hat, dass der Appetit auf diese Produkte nach zirka einem halben Jahr nachlässt. Der Verkauf bricht ein, und alle im Unternehmen fragen sich, warum. Die Verpackung war doch so schön. Dann haben unser Darmhirn und das Appetitzentrum nämlich gelernt, dass wir hereingelegt wurden. Liebe Nahrungshersteller, die Antwort auf dieses rätselhafte Kundenverhalten hat nicht die Werbeabteilung, sondern der Biologe! Langfristig bevorzugt der Appetit nämlich doch g'scheites Essen (wenn es auch heute immer schwerer zu finden ist).[35]

Damit das Darmhirn seine komplexe Aufgabe gut erledigt, braucht es den Parasympathikus. Prozesse wie das Abgleichen und die Anlieferung von Lagerbeständen und Appetitmachen auf wichtige Reparaturstoffe und Bauteile gelingen nur, wenn wir unser Darmhirn regelmäßig in Ruhe arbeiten lassen. Ist dagegen der Sympathikus aktiviert, ändert sich auch unser Appetitverhalten. Wir verlangen nach Komfortfood, also nach stimmungsaufhellender Nahrung wie Kaffee, Schokolade oder Alkohol. Warum? Weil wir auf der Flucht nicht verzweifeln sollen. So kann das Betthupferl am Abend trösten und uns helfen, mit angenehmen Gedanken Schlaf zu finden, genauso wie der Kaffee hilft, Ärger im Büro besser wegzustecken. Kurzfristig kein Problem, nur langfristig zeigt sich, dass wir nicht für eine Dauerernährung, bestehend aus Kaffee, Plätzchen und Schokolade, gemacht sind. Wir bekommen Bauchweh.

Warum nun Mañana-Kompetenz? Der Parasympathikus ermöglicht die Koordination von Magen und Dünndarm, um die Speisen zu zerkleinern, gezielt aufzunehmen und sie dann über den Dickdarm endzuverdauen, einzudicken und auszuscheiden. Alles Vorgänge, die wieder einmal auf der Flucht nicht wichtig sind. Auf der Flucht stört es, Energie in die Verdauung abzuleiten, und deshalb wird sie ausgeschaltet. Appetitfeinregulierung, Lagerhaltung, Schadstoffabwehr sind jetzt nicht so wichtig. Anders gesagt: Der Sympathikus überstimmt den Parasympathikus und hemmt dadurch Magen und Dünndarm. Der Volksmund sagt dazu: »Es liegt mir im Magen.« Gleichzeitig möchte der Sympathikus den Inhalt des Dickdarms schnell loswerden, ähnlich wie sich der Blaseninhalt unter Angst spontan entleeren kann. Der Dickdarm also wird durch den Sympathikus angetrieben. Auch hier beschreibt der Volksmund die Situation richtig, wenn es heißt:

»Ich habe Schiss.« Es liegt mir im Magen, und ich habe Schiss. Wenn diese Verdauungsumstände jahrelang anhalten, wird irgendwann auch der stärkste Verdauungsapparat schlappmachen und Probleme bekommen. Die Magensäure kann die Speisen nur noch verzögert aufnehmen. Der Dünndarm schafft es kaum noch, die entsprechenden Enzyme freizusetzen, um die Speisen zu zerkleinern. Die nun häufig unverdauten Speisereste, die der Dünndarm nicht mehr kleinkriegt, verursachen im Dickdarm starke Gärungsprozesse, die dann zu den besagten Völlegefühlen und Verdauungsschwierigkeiten führen können.

Zudem ist der Magentonus herabgesetzt, weshalb Magensäure in die Speiseröhre hochschwappen und dann Sodbrennen auslösen kann. All dies lässt sich durch eine einfache Maßnahme verhindern – durch regelmäßiges, ruhiges Essen. Die gute Nachricht ist also: Mit ein wenig Mañana-Kompetenz vor dem Essen gelingt es relativ schnell, diese Symptome wieder in den Griff zu bekommen. Am besten zusammen mit bekömmlichen Speisen, die unser Darmhirn ohne viel Anstrengung verdauen kann. Wir wünschen dazu einen guten Appetit. (An dieser Stelle darf ich bei besonderem Interesse für das Thema Ernährung auf mein Buch »Lizenz zum Essen. Stressfrei essen, Gewichtssorgen vergessen« hinweisen.)

Gewicht

Stress hat auch etwas mit dem Gewicht zu tun. Logisch, wird man sagen, wir essen ja auch mehr Schokolade. Wegen der vielen Missverständnisse, die zum Thema Gewicht tagtäglich verbreitet werden, ist zunächst eine

Klardarstellung nötig: Eine Gewichtserhöhung durch Stress hat nichts mit einer vermehrten Kalorienaufnahme zu tun. Unser Darmhirn ist nämlich in der Lage, die aufgenommene Energiemenge genau zu messen und an das Gehirn zu melden, damit die Appetitzentren das entsprechende Essverhalten darauf abstimmen können. Wer zum Beispiel immer noch anderen weismachen will, man könne die aufgenommene Energiemenge mit dem Verstand kontrollieren, sollte sich mit den Aufgaben des Darmhirns und seiner Zusammenarbeit mit dem Appetitzentrum des Großhirns befassen. Diese Vorgänge passieren nämlich komplett unbewusst. So erklären sich auch die Ergebnisse vieler Ernährungsstudien, dass nämlich energiearme Nahrung etwa durch künstliche Fettreduktion, Light-Artikel oder sonstige in der Energiebilanz minderwertige Produkte nicht zu einem geringeren Kalorienverzehr führen, sondern schlicht eines verursachen: Hunger. Umgekehrt gleichen wir die überschüssigen Kalorien nach einem üppigen Hochzeitsmenü durch Verringerung des Appetits in den nächsten drei Tagen wieder aus.[36] Warum funktionieren Verdauung und Appetitregulation unbewusst? Weil die Nahrungsaufnahme neben der Sauerstoffaufnahme die elementarste Grundlage unseres Lebens ist, weshalb unser Körper dies nicht dem Verstand überlässt. Der kommt nämlich besonders beim Thema Ernährung regelmäßig auf allerhand komische Ideen.

Täglich werden wir in den Medien und leider auch in Arztpraxen auf eine Art, die einer Gehirnwäsche gleichkommt, aufgefordert, bewusst unseren Appetit zu zügeln. Diejenigen aber, die versuchen, die Nahrungsmenge durch Esskontrolle klein zu halten, schaffen das ein bisschen länger als drei Tage. Aber schon eine kleine emotionale Belastung mit dem Ehepartner oder am Arbeitsplatz reicht dann aus, um einen Fressanfall auszulösen. Das ist auch gut so, sonst könnten wir uns ja durch Esskontrolle langsam, aber sicher in eine gefährliche Unterversorgung hungern. Dies »gelingt« nur wenigen Menschen, die es aus unbekanntem Grund schaffen, die Signale des Appetitzentrums zu ignorieren und sogar durch Hunger in eine Euphorie zu gelangen, wie wir es oben beschrieben haben. In eine solche Magersucht abzugleiten widerfährt Gott sei Dank nur wenigen, und so erfreuen sich die meisten eines gesunden Appetits. Besonders nach einer Diät. Ist es übrigens die x-te Diät, funktioniert die Energiekompensation sogar präventiv. Es reicht beispielsweise bei Diäterfahrenen, auch nur eine Diät anzukündigen, schon fangen diese an, unbewusst ihre Nahrungsmenge hochzufahren.[37] Der Wechsel von Esskontrolle und Fressanfall, natürlich immer verbunden mit einem schlechten Gewissen, erzeugt vor allem eines, nämlich Stress. Und damit Sympathikus-Aktivierung und Cortisolausschüttung.

Wie auf das künstliche Medikament Cortison reagiert unser Körper auf eigene Cortisolausschüttung mit Gewichtszunahme. Schwere Asthmatiker oder Rheumatiker, die lange Cortison einnehmen müssen, nehmen um den Bauch herum zu. Man sagt dazu auch »Stammfettsucht«. Das hat rein gar nichts mit Kalorien zu tun, sondern damit, dass das sogenannte viszerale Bauchfett anwächst. Wahrscheinlich handelt es sich beim Anwachsen des Fetts unter Stress um eine Schutzmaßnahme des Körpers. Kampfgewicht eben. Nimmt der Stress ab, kann sich auch dieses

Bauchfett wieder zurückbilden. Doch dazu braucht es Mañana-Kompetenz. Esskontrolle in Verbindung mit Fressanfällen und schlechtem Gewissen nennt man übrigens im Fachjargon »Restraint Eating«, ein echter Mañana-Killer. Restraint Eating ist nämlich selbst ein gewaltiger Stressfaktor, der diesen Gewichtzuwachs auslöst. Hier beißt sich die Katze also in den Schwanz. Man versucht jahrelang abzunehmen, und genau das macht dick. Die Gewichtszunahme unter Stress ist übrigens gut dokumentiert. Neben Sorgen spielen dabei auch physikalische Stressfaktoren eine Rolle, zum Beispiel zu starkes Nachtlicht, viele Reisen oder Tageslichtmangel. Wir kennen allerdings auch Menschen, die unter Stress abnehmen. Während die Naturheilkunde diese Unterschiede in den körperlichen Reaktionsweisen schon immer beschrieben hat, hat die moderne Wissenschaft noch keine Erklärung für dieses Phänomen zu bieten. Für Sie ist letztlich Ihre eigene Erfahrung entscheidend. Wenn Sie unter Stress also zunehmen sollten, probieren Sie es lieber mit Mañana statt mit einer Diät.[38] (Noch ein Buchhinweis: Meine Mitautorin Maja Storch hat für Menschen, die sich beim Thema Gewicht unter Druck gesetzt fühlen, ein entlastendes Buch geschrieben: »Mein Ich-Gewicht: Wie das Unbewusste hilft, das richtige Gewicht zu finden«.)

Erschöpfung und Burn-out

Der Parasympathikus baut Reserven auf, der Sympathikus verbraucht sie. Manchmal verschleudert er sie sogar mit hohem Verlust. Der Biologe Robert Sapolsky findet dazu in seinem Buch »Warum Zebras keine Migräne kriegen« einen passenden Vergleich.[39] Der Körper baut Vorräte und Reserven auf, um sie für schwerere Zeiten oder im Krankheitsfall zur Verfügung zu haben. Wechseln wir kurz in die Finanzbranche. Stellen Sie sich vor, Sie wollen Ihr Geld mit einem guten Zinssatz anlegen. Die Bank schlägt Ihnen Festgeld vor. Sie bekommen dafür, dass Sie Ihr Geld für einen längeren Zeitraum der Bank überlassen, einen höheren Zins. Trotzdem möchten Sie für Notfälle schnell an Ihr Festgeld herankommen. Für diesen Fall vereinbaren Sie mit der Bank eine Art Strafe, die den Zinsgewinn dann wieder zunichtemacht. Macht ja nichts, gilt ja nur für den Notfall, denken Sie. Stress ist solch ein Notfall, der letztlich hohe Verluste einfährt. Um dem Löwen zu entkommen, werden alle Reserven gnadenlos angezapft. Nur das Überleben zählt. Glukosespeicher werden genauso ins Blut geleert wie Proteine aus der Muskulatur gezogen. Ist die Gefahr gebannt, wird die Energie, die nicht verbraucht wurde, wieder zurück in die Speicher verfrachtet. Aber eben mit einem Verlust an Gesamtenergie. Legen Sie Ihr Geld in Festgeld an und heben Sie es vor dem vereinbarten Termin wieder ab und machen Sie das ein paar Mal hintereinander, dann wird es schnell spürbar enger auf Ihrem Konto. Genau dasselbe passiert mit unseren Energiereserven bei ständiger Anspannung. Also kein Wunder, dass wir uns bei jahrelanger beruflicher Anspannung, bei körperlichem Übertraining oder nach langwierigen zwischenmenschlichen Konflikten ausgelaugt und müde fühlen, wenn wir endlich Zeit für andere Dinge hätten.

Manche haben während solcher Stressphasen zunehmend depressive Gefühle. Nun wurde kein Steinzeitmensch auf der Flucht depressiv, die Anpassungsmechanismen waren für überschaubare Zeiträume gedacht. Wer jedoch 30 Jahre Geldsorgen oder Mobbing ausgesetzt ist, wird an der Seele krank. Das gilt paradoxerweise sogar dann, wenn wir Dauerstress als positiv empfinden und er uns zunächst Erfolgserlebnisse beschert. Dauerstress verbraucht nämlich Serotonin in den Stimmungszentren. Wir benötigen aber Serotonin für die volle Wirksamkeit des Parasympathikus. Ohne Serotonin keine Entspannung, keine Muße, keine Zufriedenheit. Depression geht meist mit niedrigen Serotoninspiegeln im Blut einher.[40] Irgendwann kippt also auch beim Dauererfolgreichen die Stimmung. Deswegen folgt dem Dopaminrausch, in dem der Sympathikus daueraktiviert und der Parasympathikus dauergebremst wird, so oft der Burn-out – wie gesagt, die »Krankheit der Tüchtigen«. Nie Nein sagen können, tausend Dinge gleichzeitig erledigen, ständig nach neuen Herausforderungen suchen, bis wir nur noch fahrig von einer Aktion zur anderen hetzen, alle Signale des Körpers jahrelang überhören – das ist das komplette Mañana-Versagen. Dann brechen alle Kraftsysteme zusammen, und der Serotoninmangel macht uns depressiv und motivationslos. Es folgt eine seelische Arbeitsverweigerung, ohne dass irgendwelche krankhaften körperlichen Veränderungen nachweisbar wären. Blutbild, Röntgenbild, Ultraschall, nichts davon erklärt den Zusammenbruch. In dieser Situation zwingt der Körper den Verstand, endlich Hilfe von außen anzunehmen. Eigene Hilferufe, die Pausen, Urlaube oder stressfreie Aktivitäten einforderten, wollte man lange nicht wahrhaben.

Sex

Manche sind vielleicht bisher trotz alldem der Meinung, dass ein bisschen Bauchweh, Schnupfen, selbst Schlafmangel nicht wirklich die Lebensqualität verdirbt. Mañana-Kompetenz ist doch etwas für Weicheier. Vielleicht werden sie aber nach dem Lesen dieses Abschnittes ihre Meinung ändern. Denn jetzt geht es um die Fortpflanzung und vor allem darum, was dazu notwendig ist: nämlich Sex. Wenn Menstruationszyklen unregelmäßig werden oder ganz ausbleiben, Erektionen nicht mehr wie gewohnt funktionieren und wir die Lust am Sex verlieren, dann ist Schluss mit lustig.

Bei meinen Manager-Check-ups kommt es immer häufiger vor, dass ich um Rezepte für Viagra gebeten werde. Bei guter Herzgesundheit und verantwortlichem Umgang mit diesem starken Medikament komme ich dem Wunsch auch gerne nach. Wer denkt, Essgenuss würde bei älteren Menschen die Lust auf Sex ersetzen, der täuscht sich gewaltig. Männer brauchen zum Sex allerdings einen erigierten Penis, sonst macht es einfach nicht so viel Spaß. Im Falle von Mangeldurchblutung, die im Alter häufiger auftritt, sind wir jedoch heute in der Lage, medikamentöse Nachhilfe zu geben. Nur: Es sind zunehmend die 45-Jährigen, die diesbezüglich um Hilfe bitten. Was läuft da schief? Ein typischer Fall: Ein Manager übernimmt die Leitung eines in der Krise steckenden Unternehmens. Er muss Mitarbeitern kündigen. Da er seine Führungsverantwortung ernst nimmt, delegiert er diese schwierige Aufgabe nicht an andere, sondern respektiert wenigstens die Würde der gekündigten Mitarbeiter, indem er es ihnen persönlich mitteilt. Dies bedeutet enormen emotionalen Stress, auch für den Chef. In solchen Kündigungsgesprächen kommt es nicht selten vor, dass erwachsene Männer weinen. Der gesamte Umbau des vom Konkurs bedrohten Unternehmens kostete ihn rund um die Uhr viel Kraft und viele schlaflose Nächte. Nach den Untersuchungsergebnissen bat mich der Manager um ein Viagra-Rezept. Wir einigten uns darauf, dass dies nur eine vorübergehende Strategie sein kann, nur so lange, bis das Unternehmen wieder nach vorne schauen kann und die ersten Wogen geglättet sind. Danach kann nur gezielte Mañana-Kompetenz das gesunde hormonelle Gleichgewicht wiederherstellen, ansonsten folgen dem Viagra-Rezept mit Sicherheit in Bälde Rezepte für Betablocker, Hochdrucktabletten, Zuckersenker und Schlaftabletten. Eine Spirale, an deren Ende trotz beruflichen Erfolgs Krankheit, Depression und Burn-out stehen würden.

Wieso haben Männer unter Dauerstress Potenzprobleme? Dafür gibt es gleich mehrere Gründe. Zum einen wird bei Gefahr die Testosteronausschüttung gehemmt. Verletzungen, Krankheit, Operationen – alles lässt den Testosteronspiegel sinken. Das Gleiche gilt für den Fall, dass Mann eine anspruchsvolle Aufgabe zu lösen hat. Der niedrige Testosteronspiegel sorgt jedoch noch für einen gewissen Sexualtrieb. Ein paar Samen werden noch produziert. Und vor allem ist noch eine Erektion möglich. Sex findet zwar vermindert statt – aber er findet statt. Ein Problem haben Männer jedoch dann, wenn die Erektion überhaupt nicht mehr funktioniert. Dann gerät das Selbstverständnis stark ins Wanken. Ganz besonders, wenn man sonst im Beruf seinen Mann ohne Probleme steht und von Schwäche oder Versagen nicht die Rede ist. Eine Erektion zu bekommen erscheint denjenigen, bei denen es anstandslos klappt, als einfachste Sache auf der Welt. Unser vegetatives Nervensystem erbringt jedoch von der Erektion bis zur Ejakulation eine wahre Glanzleistung. Der Fortpflanzungsakt ist ein schönes Beispiel, wie sich Sympathikus, Parasympathikus und Hormone wunderbar ergänzen, wenn sie nicht gestört werden.

Zunächst braucht der Mann Testosteron und die Frau Östrogen, um Lust zu verspüren. Dopamin ist nötig, um das Objekt der Begierde ausfindig zu machen und sich gezielt heranzupirschen. Ist es dann endlich so weit, schlägt die Stunde (bei manchen sind es auch Minuten) des Parasympathikus. Wir müssen in entspannte Stimmung kommen, und dazu braucht es, Sie ahnen es, Mañana-Kompetenz. Der Parasympathikus ermöglicht es uns, uns von all den Facetten der Verführung, der Vielfalt erotischer Phantasien, von Kerzenlicht oder zarten Gedichten stimulieren zu lassen. Gut, es geht auch schneller. Der Parasympathikus jedenfalls sorgt dafür, dass die Blutzufuhr in den Penis und in den entsprechenden Schwellkörper der Frau, die Klitoris, stark erhöht und gleichzeitig der venöse Blutabfluss vermindert wird. Es kommt zum Stau und damit zur Erektion. Jetzt wird es richtig kompliziert, denn der Sympathikus muss jetzt immer mehr das Ruder übernehmen, die Erregung wird heftiger, Blutdruck, Herzschlag und Atmung beschleunigen sich, während für die Steifheit des Penis nach wie vor der Parasympathikus zuständig ist. Bis zuletzt hält der kleine Rest Parasympathikus stand, um dann in einem Grande Finale vom Sympathikus übermannt zu werden. Erst dann kann der Sympathikus die Ejakulation auslösen, nach der die Festigkeit sofort abnimmt.[41]

Die Entspanntheit nach einer sexuellen Vereinigung hat dann wiederum viel mit dem Parasympathikus zu tun. Und manchmal geht das Spiel ja auch wieder von vorne los.

Unter Dauerstress ist es jedoch nicht so einfach, in die richtige Stimmung zu kommen. Im Dopaminrausch lenkt uns vieles zu schnell ab. Gilt es, schwierige Situationen am Arbeitsplatz zu lösen, kann man die Gedanken daran nicht auf Knopfdruck abstellen. Der Parasympathikus bleibt gehemmt. Doch auch wenn die Erektion gelingt, kann Dopamin den Sympathikus zu schnell auf Trab bringen, der Parasympathikus wird zu früh abgeschaltet, und es kommt zum frühzeitigen Samenerguss. Während es im Alter schlicht Durchblutungsstörungen sein können, die eine Erektion verhindern, ist es bei jüngeren Männern meist die Übermacht des Symphatikus. In beiden Fällen kann Viagra eine Erektion verbessern. Während es im einen Fall eine sinnvolle Unterstützung darstellt, kaschiert es jedoch im anderen fehlende Mañana-Kompetenz.

Wie häufig sollte man Sex haben? Umfragen, die herausgefunden haben wollen, dass es deutsche Ehepaare zweimal pro Woche »machen«, halten wir nach vielen Gesprächen für sehr optimistisch. Zwar liegt man häufig abends zusammen gemütlich auf dem Sofa, die Kinder schlafen, und auch sonst ist kein Störenfried in Sicht. Auf dem Tisch stehen zwei Gläser mit großartigem Rotwein, und doch haben Sie ganz und gar keine Lust auf Sex. Eher hofft man, der andere möge jetzt bloß nicht aktiv werden. In dieser Situation spüren Sie ganz konkret den Unterschied von Sympathikus-Narkose und Parasympathikus-Aktivierung. In der Stressnarkose ist man erschöpft und möchte seine Ruhe haben. Ihr Körper muss Wunden lecken, bitte keine Gedanken an kraftraubende Aktivitäten wie lustvolle, erotische Vorspiele, Kreativität und Phantasie. Am verlängerten Wochenende, an dem das Handy aus- und der Parasympatikus angeschaltet ist, sieht es nach einem vormittäglichen Museumsbummel, einem leckeren Mittagessen in einem malerischen kleinen Bistro und dem anschließenden Mittagsschlaf ganz anders aus. Auf einmal geht es, Mañana macht's möglich.

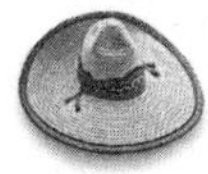

Chronische Erkrankungen

In der Forschung konnte inzwischen in unzähligen Studien gezeigt werden, dass sowohl chronischer Alltagsstress, wie etwa Nachtarbeit oder Dauerkonflikte, als auch besonders schwere Belastungen, wie Tod eines nahestehenden Menschen, Scheidung oder Pflege eines schwerbehinderten Familienmitglieds, mit erhöhter Krankheitsanfälligkeit einhergehen. Bei Menschen, die ganz besonders schwere Krisen meistern müssen, stellt man sogar eine erhöhte Sterblichkeitsrate fest.[42] Man weiß heute, dass chronischer Stress für die Entstehung eines Herzinfarktes genauso gefährlich ist wie Rauchen und viel gefährlicher als medizinisch etablierte Risikofaktoren wie Bluthochdruck und Diabetes.[43]

Der Schlüssel für die katastrophalen Auswirkungen von Dauerstress scheint in dessen Wirkung auf das Immunsystem zu liegen. Während akuter Stress das Immunsystem kurzzeitig anregt, zerstört chronischer Stress das Immunsystem regelrecht. Eine Folge dauerhafter Parasympathikus-Unterdrückung ist die erhöhte Entzündungsneigung, für die sich die aktuelle wissenschaftliche Forschung besonders interessiert.[44] Man geht heute davon aus, dass ständige Entzündungen im Körper eine der Hauptursachen vieler chronischer Erkrankungen sind. Vor allem Entzündungen an den Blutgefäßen sind auf Dauer gefährlich. Die Entwicklung der koronaren Herzerkrankung zum Beispiel, die in modernen Gesellschaften Todesursache Nummer eins ist, scheint in solchen Entzündungen häufig ihren Ausgangspunkt zu finden. Auch die Zuckererkrankung gilt heute als Erkrankung, die viel öfter auftritt, wenn Menschen lange Phasen von chronischem Stress durchstehen mussten.[45]

Herzfrequenzvariabilität

Vorhin sagten wir noch, dass chronische Stressbelastung im Körper zunächst keine sichtbaren Spuren hinterlässt. Burn-out-Patienten haben keine negativen Werte oder Röntgenbilder. Es gibt seit Kurzem allerdings eine Methode, mit der sich ein unterdrückter Parasympathikus ganz objektiv darstellen lässt. Die Methode misst die Herzfrequenzvariabilität. Dafür nutzt man ein normales EKG, also die Darstellung der elektrischen Impulse des Herzens, wertet sie aber nach neuen Kriterien aus.

Die meisten von Ihnen haben wahrscheinlich schon einmal ein EKG bekommen. Das ist die Untersuchung, bei der um die linke Brusthälfte sowie an Armen und Beinen Elektroden angelegt werden, um die elektrischen Herzströme zu messen und als typische EKG-Kurven darzustellen. Man kann durch ein EKG ernste Herzkrankheiten, Durchblutungsstörungen bis hin zum akuten Herzinfarkt oder zu gefährlichen Herzrhythmusstörungen ausschließen. Deshalb wird vor einer Operation routinemäßig ein EKG gemacht.

Bei der Herzfrequenzvariabilität geht es um subtilere Störungen des Herzschlages. Wenn man sich das EKG eines gesunden, entspannten Menschen ansieht, dann stellt man fest, dass die Abstände zwischen den Herzschlägen ganz leicht differieren. Von Schlag zu Schlag wird genau der zeitliche Abstand gewählt, der dem aktuellen Blutbedarf entspricht. Unser Herz ist also sehr flexibel und kann auf feinste Änderungen des Blutbedarfs blitzschnell reagieren. Eine gut funktionierende Herzfrequenzvariabilität ist demnach ein Maß für die allgemeine Anpassungsfähigkeit, mit der unser Körper auf äußere Reize reagieren kann. Das bedeutet Fitness im eigentlichen Sinne, nämlich blitzschnell und adäquat auf äußere Anforderungen zu reagieren.

Diese sehr genaue Steuerung des Herzens leistet der Parasymphatikus. Er hat eine allgemein hemmende Wirkung auf unser Herz-Kreislauf-System und lässt nur diejenige Anspannung bis zum Herzen durch, die auch wirklich erforderlich ist. Und zwar bei jedem Schlag. Wird der Parasympathikus unterdrückt, fällt diese Feinjustierung aus, und der Herzschlag verfällt in einen starren Rhythmus. Die Abstände zwischen den Herzschlägen werden genau gleich. Dass dies Zeichen einer krankhaften Störung ist, fiel sogar schon antiken Ärzten auf. Berühmt ist zum Beispiel das medizinische Lehrbuch der Pulsdiagnostik »Mai Ching« des chinesische Arztes Wang Shuhe aus dem 3. Jahrhundert. Darin kann man lesen: »Wenn das Herz so regelmäßig wie das Klopfen eines Spechtes oder das Tröpfeln des Regens auf dem Dach wird, wird der Patient innerhalb von vier Tagen sterben.«[46]

Nun ist man meist nicht gleich tot, aber über kurz oder lang haben Menschen mit einer eingeschränkten Herzfrequenzvariabilität zu einem deutlich höheren Prozentsatz Herzerkrankungen, Diabetes oder Depressionen. Die Herzfrequenzvariabilität ist also in einem ganz frühen Stadium ein aussagekräftiger Parameter unseres Gesundheitszustandes. Die Parasympathikus-Unterdrückung geht einer Entwicklung traditioneller Risikofaktoren voraus. Fehlende Herzfrequenzvariabilität ist im Grunde ein Vorrisikofaktor. Sie zeigt viel früher als alle anderen Risikofaktoren an, ob wir einer besonderen Gefährdung unterliegen oder nicht. Es scheint fast so, dass die klassischen Risikofaktoren wie fettreiche Nahrung, Bewegungsmangel oder hohes Gewicht überhaupt nur dann eine Bedeutung haben, wenn sie zusammen mit jahrelanger Parasympathikus-Unterdrückung auftreten.[47] So gesehen, sind äußere Faktoren wie schlechte Arbeitsbedingungen, fehlende Kinder- und Altenbetreuung, Arbeitslosigkeit, wie überhaupt alles, was uns in die Hoffnungslosigkeit treibt, aber auch hausgemachte Faktoren wie fehlende Mañana-Kompetenz viel entscheidender für die Entstehung chronischer Erkrankungen als Fragen einer angeblich ungesunden Ernährung oder des Gewichts.

Lässt uns die Evolution im Stich?

Vielleicht stellen Sie sich jetzt die Frage, wie uns die Natur mit einem problembehafteten Alarmsystem ausstatten konnte, das uns heute krank und depressiv macht. Diese Frage ist berechtigt, aber nicht ganz fair. Unser vegetatives Nervensystem hat sich über Jahrmillionen unter Bedingungen entwickelt, unter denen heute vielleicht noch einige Pygmäenstämme oder Amazonasindianer leben. Ansonsten bestehen heute gravierende Unterschiede zu der Welt, in der sich das Alarmsystem entwickelt hat. Den ersten Unterschied haben wir vorhin ausführlich dargelegt: Wir leben in einer viel höheren Reizdichte als früher. Der zweite Unterschied ist: Wir werden viel älter. Für den Steinzeitmenschen war es nicht relevant, dass immer wiederkehrende Stressbelastungen 30 Jahre später Bluthochdruck oder Diabetes begünstigen. Er starb in der Regel, bevor diese Krankheiten überhaupt ausbrechen konnten. Diese Nebenwirkungen eines dauerunterdrückten Parasympathikus treten erst heute ans Tageslicht, weil wir so alt werden. 70-Jährige, die vital und mit viel Lebensfreude um die Welt reisen, waren bis vor 100 Jahren die absolute Ausnahme. Heute sind sie fast der Normalfall. Das verdanken wir vor allem dem Sieg über gefährliche Infektionserkrankungen und einem ständig verfügbaren Nahrungsangebot.

Wir können also durchaus froh sein, in der heutigen Zeit zu leben, nicht nur, wenn wir an Zahnschmerzen denken. Tausend Jahre Zivilisation sind aber in der Evolution ein Wimpernschlag, und das elektrische Zeitalter ist noch viel kürzer; keine Chance für die Natur, so schnell ein weniger krank machendes Notfallsystem zu entwickeln. Aufgrund der Langzeitprobleme von Dauerstress und weil wir so alt werden, ist es heutzutage schon interessant zu wissen, ob ich als 70-Jähriger gesund und vital meinen Interessen nachgehen kann oder eine Herzerkrankung meinen Alltag beschwerlich macht. Wie unser vegetatives Nervensystem sich auf diese veränderte Situation hin in den nächsten 100 000 Jahren anpassen kann, wissen wir natürlich nicht. Aber es gibt heute schon Hoffnung. Eine starre Herzfrequenz lässt sich wieder in einen flexiblen Herzschlag zurückführen, und zwar durch Aktivierung des Parasympathikus.[48] Wie, werden Sie gleich erfahren. Denn es macht viel mehr Sinn, etwas gegen die Ursachen zu unternehmen, als die Symptome viel zu spät, viel zu teuer und oftmals schlichtweg mit den falschen Mitteln zu bekämpfen. Zum Beispiel mit Mañana-Kompetenz anstelle von Diätmargarine und Tabletten gegen hohen Blutzucker.

4 Das Leben rauscht an mir vorbei

Warum wir nicht mehr fühlen, was wir tun

Sie kennen vielleicht folgende Geschichte: Ein Zen-Meister wurde einmal nach dem Geheimnis seines erfüllten Lebens gefragt. Er antwortete: »Wenn ich stehe, dann stehe ich; wenn ich gehe, dann gehe ich; wenn ich sitze, dann sitze ich; wenn ich esse, dann esse ich ...« Da unterbrachen ihn seine Gäste und sagten: »Das ist keine Neuigkeit, all das tun wir auch. Du musst doch darüber hinaus ein Geheimnis haben.« Er schaute sie ruhig an und sagte: »Wenn ich stehe, dann stehe ich; wenn ich gehe, dann gehe ich; wenn ich sitze, dann sitze ich; wenn ich esse, dann esse ich ...« – Da wurden seine Zuhörer ärgerlich und riefen: »Das hast du uns doch schon gesagt. All das tun wir doch auch.« Der Meister aber sagte: »So kann nur reden, wer sich nicht kennt. Beobachtet euch doch: Wenn ihr sitzt, dann steht ihr schon wieder; wenn ihr steht, dann lauft ihr schon; und wenn ihr lauft, dann seid ihr schon am Ziel.«

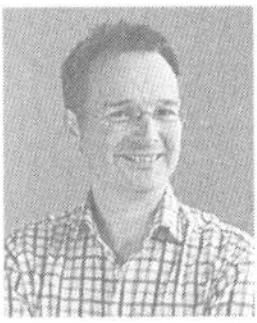

Diese Geschichte taucht immer wieder in Magazinen und Internetseiten auf, sie scheint eine tiefe Sehnsucht in uns auszudrücken. Übertragen wir sie auf unsere Lebenssituation, könnte sie so lauten: Wenn ich schlafe, dann liege ich nicht stundenlang wach im

Bett; wenn ich arbeite, dann kann ich mich genau auf meine Aufgaben konzentrieren; wenn ich esse, dann schaue ich nicht ständig auf mein Handy; wenn ich mit der Familie abends zusammensitze, dann freue ich mich auf die kleinen Geschichten der Kinder und höre aufmerksam zu; wenn ich die kranke Tante besuche, dann denke ich nicht ständig an die Präsentation morgen; wenn ich mit meinem/r Liebsten auf der Terrasse sitze, dann lästere ich nicht über meine Arbeitskollegen, sondern wir erfreuen uns gemeinsam an dem schönen Sonnenuntergang. Damit scheinen wir aber ein Problem zu haben. Es gelingt uns einfach nicht mehr, in den verschiedenen Lebenssituationen adäquat zu reagieren und das passende Gefühl zu spüren. Unser Leben ist angefüllt mit verschiedensten Aktivitäten und fühlt sich gleichzeitig so seltsam leer an.

Wenn ich am Ende eines Vorsorge-Check-ups mit dem Patienten die Untersuchungsergebnisse bespreche und dabei Gott sei Dank nichts Ernstes gefunden wurde, stelle ich bei ihnen trotzdem sehr oft eine tiefe Unzufriedenheit mit der eigenen Lebenssituation fest. Sehr viele Menschen haben heute das Gefühl, als säßen sie in einem Hochgeschwindigkeitszug. Vor dem Fenster sehen sie vieles vorbeiziehen: ihre Familie und Freunde, ihre anderen Talente und Hobbys, viele Dinge, die sie eigentlich auch interessieren würden. Sie haben das Gefühl, dass das Leben an ihnen vorbeirauscht. Man will »Haaalt« schreien und bremsen, weiß aber nicht, wie. Das geht sogar Menschen so, die eigentlich im richtigen Zug sitzen. Sie haben durchaus das Gefühl, ihren Traumjob oder Familientraum zu leben, und trotzdem würde man gerne ab und zu mal aussteigen, verweilen oder eine andere Strecke ausprobieren.

Mit der gleichen Intensität, mit der sie ihre Arbeit erledigen oder drei Kinder großziehen, würden sie sich gerne auch anderen Interessen widmen, andere Menschen und Orte kennenlernen, andere schöne Augenblicke im Alltag genießen. Aber es gelingt nicht, bei Hochgeschwindigkeit kann man den Zug nicht wechseln. Zuerst müsste er Geschwindigkeit reduzieren, in den Bahnhof einfahren. Dort kann man sich überlegen, ob man einen anderen Zug nehmen möchte, vielleicht einen Bummelzug oder wieder einen ICE, einen Familienzug oder Hobbyzug. Erst dort kann man auswählen und wechseln.

Dass ein Hochgeschwindigkeitszug auch mal in die Wartungshalle muss, um defekte Bremsen, verstopfte Leitungen oder andere Verschleißmängel zu reparieren, darüber haben wir gerade im medizinischen Teil gesprochen. In diesem kleinen Kapitel geht es darum, warum unser Leben, obwohl es ein Leben voller Aktivitäten, Reisen und Termine ist, immer weniger mit Gefühlen verbunden ist. Auch dieses weitverbreitete Lebensgefühl hat nämlich viel mit Mañana zu tun. Ohne Mañana-Kompetenz gelingt es nicht, sich einer neuen Situation angemessen zu widmen und adäquat auf sie zu reagieren. Ist der Symphatikus ununterbrochen aktiv, braucht unser Gehirn zu lange, um sich auf eine neue Situation emotional einzustellen. Wechseln wir z. B. vom Arbeitsplatz ins Privatleben, ohne vorher zuerst den Parasympathikus aktiviert zu haben, verharren wir gedanklich noch im Büro. Wir können gar nicht anders. Mit Verstand und Willen allein gelingt es nicht, sich dann auf Familie einzustellen. Wir zwingen uns zwar zuzuhören, aber eigentlich interessiert es uns nicht. Weil es uns emotional nicht berührt.

Die Fälle, die wir nun vorstellen, kommen oft aufgrund einer Mischung aus fehlendem Selbstzugang und Dopaminrausch zustande. Sie schildern, wie wir die Vielfalt des Lebens zwar wahrnehmen, aber nicht mehr spüren können. So kann es passieren, dass wir im Leben zwar all das erreichen, von dem wir meinen, dass es in einem geglückten Leben erreicht werden sollte. Wir denken dann, wir sollten glücklich sein, spüren es aber nicht mehr.

Wenn wir ohne Mañana-Kompetenz unseren Tag planen, dann werden wir es zwar schaffen, die kranke Tante zu besuchen, die im Krankenhaus liegt. Sie hat sich ja auch immer um ihre Nichten und Neffen gekümmert und keinen Geburtstag vergessen. Wir möchten ihr gerne dafür etwas zurückgeben. Also schaffen wir es trotz Termindrucks, tatsächlich im Krankenzimmer zu stehen. Und dann? Wir nehmen ihren Leidensdruck wahr, aber schauen trotzdem ständig auf das Handy, registrieren den fehlenden Anstrich im Krankenhausflur und sprechen über die altertümliche Einrichtung des Krankenzimmers, anstatt der Tante die Aufmerksamkeit zu schenken, die sie jetzt benötigt. Alle Besserungswünsche klingen schal, und die Tante spürt die fehlende wahre Anteilnahme. Nach dem Besuch merken wir dann durchaus, dass etwas nicht stimmte. Aber wir konnten gar nicht anders. Ohne den Parasympathikus vorher aktiviert zu haben, sind wir in der Gedankenwelt der vorhergehenden Arbeitssituation gefangen.

Der typische Satz, den ein arbeitender Mensch in solch einer Situation von seiner Familie zu hören bekommt, lautet: »Du bist zwar körperlich anwesend, aber geistig überhaupt nicht da.« Wir sitzen abends nach der Arbeit mit der Familie am Tisch, schaffen es aber nicht, unsere Aufmerksamkeit auf die Geschichten der Kinder zu lenken. Man nimmt zwar alles wahr, ist aber nicht in der Lage, seine Fixierung zu ändern, weshalb man fahrig und abwesend wirkt. Wie oft hört man dann die Klage, man würde sich nicht für die Belange der Familie interessieren. Das ist hart. Kämpft man nicht einen gnadenlosen Kampf im Arbeitsleben, um die Wohnung, die Urlaube, das Auto und so vieles mehr zu finanzieren? Und ist es nicht auch unfair? Sie können gar nicht anders, wenn Sie abgehetzt, um ja nicht noch später nach Hause zu kommen, zur Haustür hereinkommen. Folgende Situation habe ich so ähnlich mehr als einmal geschildert bekommen.

Wenn man heute beruflich vorankommen will, muss man in vielen Fällen öfter die Stelle wechseln. Das bedeutet auch mehrfachen Wohnortwechsel. Da man den Kindern nach dem dritten Umzug nicht einen erneuten Schulwechsel zumuten möchte, versucht man am Ort wohnen zu bleiben und nimmt deshalb auch mehrstündige Autofahrten ins Büro in Kauf. Um die Fahrtzeiten zu nutzen, werden viele Telefonate im Auto erledigt. So kommt es nicht selten vor, dass man auf der Heimfahrt, kurz bevor man zu Hause ankommt, einen wichtigen Anruf erhält, bei dem ein Problem für eine Lieferung geschildert wird, das man noch bis zum nächsten Morgen zu lösen hat. Noch in der Einfahrt stehend, diskutiert man Lösungsansätze, verteilt Aufgaben und vereinbart einen Rückruf in zwei Stunden. Mit der Problemlösung im Kopf kommt man dann ins Haus. Die vierjährige Tochter stürmt einem entgegen und zeigt aufgeregt auf das Knie: »Guck mal, ich hab ein Aua.« Man sieht den kleinen

Kratzer, aber sagt nichts dazu. Man hat schließlich Probleme von ganz anderem Kaliber zu lösen. Keine Frage, dieses Verhalten ist unpassend und erschwert langfristig eine enge vertrauensvolle Bindung an die eigenen Kinder. Aber haben Sie eine Chance? Wenn Sie ohne Mañana-Kompetenz zur Haustür reinstürmen, können Sie sich den Kindern emotional gar nicht adäquat zuwenden. Viel leichter fällt es Ihnen da, sich daheim genauso wie im Büro zu verhalten. So werden Sie schnell Dinge bemerken, die nicht erledigt sind, oder Ecken, die besser aufgeräumt sein könnten. Dann folgt ein bisschen »Management by helicopter«, man motzt ein bisschen herum, ist jedoch nicht in der Lage, sich wirklich für die anderen Familienmitglieder zu öffnen.

Dass man die Vorwürfe zu Hause dann irgendwann satthat, ist nachvollziehbar, doch keine Lösung. Was dann passiert, habe ich selbst als Assistenzarzt erleben müssen, und zwar an einem Heiligabend, an dem ich Nachtdienst hatte. Man denke nicht, an Heiligabend sei es in einem Krankenhaus besonders ruhig. Das Gegenteil ist der Fall. Ziemlich k.o. schaffte ich es endlich gegen Mitternacht wie vereinbart ins Dienstzimmer, um mit den anderen Diensthabenden noch ein bisschen Weihnachtsstimmung zu erleben. Und wen traf ich da? Fast alle Oberärzte, auch diejenigen, die gar keinen Dienst hatten. Was zum Teufel hatten sie am Weihnachtsabend um Mitternacht im Krankenhaus zu suchen? Da sollte man doch bei Familien und Freunden sein. Fakt war: Die Entfremdung ihrer Familie gegenüber war schon so groß, dass sie es zu Hause nicht mehr ausgehalten hatten (»Keiner versteht mich«) und jetzt Zuflucht in der gewohnten Umgebung suchten. Doch von wegen Weihnachtsstimmung oder besinnliche Gespräche. Sie beschenkten sich gegenseitig mit Zynismus und depressiven Sprüchen. Nun sind Arbeitszeiten im Krankenhaus brutal und extrem familienfeindlich. Dennoch: Wird Mañana-Kompetenz rechtzeitig eingesetzt, muss es auch in solchen Fällen nicht so weit kommen.

Oft sind es einfach zu hohe Erwartungen an uns selbst, die uns glauben machen, wir dürften uns Mañana nicht leisten. Hier wird es Zeit, einmal für eine arme Mañana-lose Spezies die Lanze zu brechen, den jungen Vätern. Irgendjemand muss ihnen eine Liste mit folgenden Aufgaben vorgelegt haben: Ein moderner Mann muss eine tolle Karriere hinlegen, der beste Papi sein, einen feuriger Liebhaber abgeben, beim Stadtmarathon unter den besten Zehn ankommen und phantastische Freundschaften pflegen. – Ganz toll, aber ohne Mañana-Kompetenz muss das zwangsläufig schiefgehen. Michael ist 36 und glücklich verheiratet. Er hat eine leitende Managerposition in einem großen Unternehmen. Voller Stolz erzählt er im Führungsseminar, wie er seinen Tag einteilt. Morgens um 6 Uhr 30 das Frühstück für die Familie vorbereiten, dann diese wecken und sich mit einem Kuss verabschieden. Firma von 7 Uhr 30 bis spätabends. Er beeilt sich, nicht zu spät heimzufahren, und manchmal reicht es noch, den Kindern eine Gute-Nacht-Geschichte vorzulesen. Seine Frau geht meist schon gegen 21 Uhr zu Bett. Wenn dann alle schlafen, hat er endlich Zeit, seinen Computer hochzufahren, um in Ruhe seine E-Mails zu bearbeiten. Gegen 23 Uhr ist das dann meist erledigt. Bevor er sich schlafen legen kann, schaut er dann noch ein bisschen Fernsehen oder liest ein Buch –

wahrscheinlich das neue Buch von Julia Siegel »Drive her crazy«, ein Weihnachtsgeschenk seiner Frau. Am Wochenende kocht er gerne auch mal für die Familie, wobei er zumindest am Samstag über Handy erreichbar sein muss. »Das ist aber kein Problem«, sagt er, »das kann man ja mitnehmen auf den Sportplatz«, wohin er samstags seinen Sohn begleitet, wo dieser in der Minimannschaft Fußball spielt.

»Und wie lange gedenken Sie, das durchzuhalten?« Auf die Frage reagiert er mit Unverständnis. »Meine Arbeit macht mir Spaß. Ich denke schon, dass ich ein guter Papi bin.«

»Spüren Sie aber auch, dass Sie Papi sind?«

Meine Frage mag auf den ersten Blick etwas penetrant wirken, hat aber einen fatalen Hintergrund. Michael arbeitet die Aktivitäten, von denen er denkt, dass ein guter Vater sie zu übernehmen hat, zwar gewissenhaft ab. Die Gefahr besteht jedoch, dass er gar nicht mehr dazukommt, sie auch mit einem Gefühl zu verknüpfen.

Was also tun? Ein kleines Beispiel: Die Fullmoon Boys sind eine ziemlich groovige Band, und ich spiele die Keyboards. Wie ich lieben meine Mitmusiker die Musik und haben während des Studiums in vielen Bands gespielt. In den letzten Jahren kam diese Leidenschaft aus beruflichen Gründen jedoch unter die Räder. Es ist schier unmöglich, beruflich eingespannt, vier Musiker zu finden, die einen ähnlichen Geschmack haben, auf ähnlichem Level spielen und bereit sind, regelmäßig zu proben und dabei den Spaß in den Vordergrund zu stellen. Aber durch einen glücklichen Zufall hat es bei uns geklappt. Wir erfüllen uns mit dieser Band einen Traum.

Manchmal treten wir werktags in Kneipen auf, und ich freue mich schon Tage zuvor darauf. Doch wie habe ich diese Auftritte in meinem Terminkalender untergebracht? Natürlich, indem ich vorher einen ganz normalen Arbeitstag bewältigte, am Abend noch schnell alle Rückrufe zu erledigen versuchte, um dann gerade noch rechtzeitig auf die Bühne zu hetzen und das ganze Equipment aufzubauen.

Während andere entspannt Cocktails an der Bar schlürften, hantierte ich mit Kabeln und suchte verzweifelt eine Dreiersteckdose. Obwohl ich mir mit den Auftritten eigentlich einen Traum erfüllte, bemitleidete ich mich im Geheimen. »Da hetze ich mich ab, schaue, dass alles läuft, Praxis, Familie – und wenn ich mir *einmal* Zeit für mich selbst aus den Rippen schneide, dann nur zum Preis, gleich einen Herzinfarkt zu bekommen. Warum mache ich das eigentlich?«

Ging das Konzert dann los, drückte ich zwar meistens die richtigen Tasten, befand mich mit dem Kopf aber noch in der Sprechstunde. »Mist! Völlig vergessen, ich wollte doch noch meine Mitarbeiterin bitten, ein Rezept an Frau Müller-Maier loszuschicken. Hab ich eigentlich Herrn Baumann zurückgerufen? Und morgen ruft wahrscheinlich die Versicherung an und fragt wieder, wann ich endlich das Gutachten zurückschicke.«

Irgendwann musste ich mir selbst weitere Grübeleien verbieten, um überhaupt noch etwas von meinem eigenen Konzert zu haben. Schließlich war es wie im Flug vorbei, und ich hatte irgendwie das Gefühl, etwas verpasst zu haben. Karin, Dietmar und Michi waren da, alte Freunde, denen ich grade mal »Hallo, wie geht's« zugerufen habe, und dass der Steaktoast sehr lecker war, habe ich irgendwie nebenbei registriert, so hastig habe ich ihn mir in der Pause einverleibt. Selbst zum Fachsimpeln mit meinen Mitmusikern hatte ich keine Zeit, dabei freue ich mich darauf immer ganz besonders, wenn wir beim Aufbau unsere neuesten Lieblingsstücke einlegen. Kurz, ich war zwar da, aber nicht anwesend. Eine alte chinesische Weisheit besagt: Der Körper reist vor, die Seele nach. Man muss erst richtig ankommen, um zu spüren und zu fühlen.

Frust also bei der Erfüllung eines Herzenswunsches. Das musste anders werden. Und ich mache es inzwischen auch ganz anders. Meine Sprechstunde hört an diesen Tagen um 16 Uhr auf. Zu Hause trinke ich in Ruhe gemütlich einen Kaffee. Dann fahre ich zwei Stunden früher los, als ich es früher getan hätte. Angekommen, baue ich in aller Ruhe mein Equipment auf und dann – dann kommt Mañana. Ich bestelle einen Caipirinha, setze mich in einen bequemen Sessel und freue mich auf das Konzert, plaudere entspannt mit Gästen, die langsam eintrudeln, und habe richtig Zeit und Muße, unsere treuen Fans zu begrüßen. Beim Konzert bin ich von der ersten Sekunde an richtig anwesend. Seitdem macht es richtig Spaß, und ich spüre die Musik vom ersten Takt an. Am nächsten Tag denke ich zufrieden zurück, anstatt mich zu fragen, wieso ich eigentlich das Gefühl habe, das Ganze sei vorbeigerauscht.

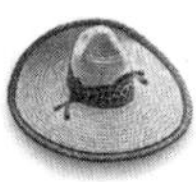

Nur ein kleines Beispiel, wie man es besser machen kann. Und zugegebenermaßen kann auch nicht jeder früher von der Arbeit nach Hause gehen. Aber jeder hat seine Mañana-Reserven, wenn er sie nur finden möchte. Dazu müssen wir manchmal auf Dinge verzichten. Klar ist aber auch: Wer alles will, wird wenig haben. Gezielt Mañana einzusetzen bedeutet zwar, vielleicht einiges nicht mehr in den Terminkalender packen zu können. Dafür spüren wir aber ganz anders, was wir erleben. Fahren wir also ab und zu in den Bahnhof ein und schalten vom Denken ins Fühlen um. Wer im Hochgeschwindigkeitszug sitzen bleibt, fährt schneller und weiter. Er wird sich allerdings möglicherweise immer mehr fragen, wozu eigentlich.

Fassen wir zusammen. Es gibt drei gute Gründe, warum heute Mañana-Kompetenz besonders wichtig ist:

1. weil man aus der Selbstinfiltration heraus wieder einen guten Selbstzugang finden will. Erst so können eigene Ziele erkannt werden, ohne Gefahr, aufs falsche Gleis zu geraten.
2. weil man verhindern will, dass im Dopaminrausch die Körperfunktionen nur noch eingeschränkt funktionieren. Mañana-Kompetenz sichert uns hier die körperliche und geistige Funktion.
3. weil man in einer Mischung aus Selbstinfiltration und Dopaminrausch gefangen ist und das Gefühl hat, dass das Leben an einem vorbeirauscht.

Und nun wird es Zeit, genauer zu erklären, wie man Mañana-Kompetenz erwerben kann.

Teil III

Wie man Mañana-Kompetenz erlernen kann

5 Meine Mañana-Zone
Typen und Neigungen

»Leg dich doch endlich einmal hin und entspann dich!« Rainer fuhr mit seiner Familie an einen schönen Adriastrand, um Abstand vom beruflichen Stress zu bekommen. Nun baut er Sandburgen und Steinpyramiden mit seiner kleinen Tochter. Seine Frau Christine genießt das Strandleben im Liegestuhl. Der Liegestuhl an ihrer Seite bleibt jedoch meist leer. Sie stellt sich unter Entspannung etwas anderes vor, als Strandburgen zu bauen und Steinchen aufeinanderzusetzen. Faul im Liegestuhl liegen, im Schatten eines Sonnenschirms den Wellen lauschen. Auf dem Tischchen ein kühles Getränk und ein schönes Buch daneben, zu dessen Lektüre man zu Hause ja doch nicht kommt. Herrlich! Doch kaum hat sie ihren Mann in den Liegestuhl hineinmanövriert, wird er unruhig und steht nach zwei Minuten wieder auf. Christine ist genervt, und der erste Krach im noch frischen Urlaub lässt nicht lange auf sich warten.

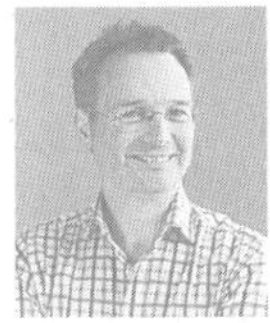

Parasympathikus-Aktivierung funktioniert bei Rainer eben anders als bei Christine. Es gibt Menschen, die brauchen eine einfache motorische Tätigkeit, um das vom Sympathikus angetriebene Schwirren im Kopf, die ständigen Gedanken um den Beruf, das Ringen um Pro-

bleme und Lösungen abzustellen. Erst mit einfachen stressfreien Tätigkeiten gelingt es, die Parasympathikus-Sperre aufzuheben. Rainer erholt sich prächtig beim Sandburgenbauen mit der kleinen Tochter und damit, ein Steinchen auf das andere zu setzen. So bekommt er Abstand zum Beruf und entspannt sich. Faul im Liegestuhl lümmeln ist nicht seine Sache. Da würden sofort die Grübeleien beginnen, und er würde zurückgebeamt an seinen Arbeitsplatz, die stellvertretende Leitung eines großen Kaufhauses, bei dem es täglich darum geht, die richtigen Entscheidungen zu treffen. Dies löst in seinem Gehirn einen unwiderstehlichen Bewegungsdrang aus. Die Aussicht, einen ganzen Urlaub im Liegestuhl am Strand zu verbringen, ist für ihn deshalb wenig reizvoll. Rainer empfand es deshalb als sehr befreiend, als wir ihm in der Beratung zusicherten, dass er mit Steinchenaufeinandersetzen die für ihn genau richtige Mañana-Strategie gewählt hatte. Er sucht seitdem auch am Wochenende verstärkt nach solchen
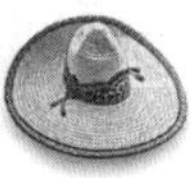
Mañana-Aktivitäten, kleine Basteleien oder Kartenspiele mit der Tochter. Seine Frau akzeptiert inzwischen, dass Rainer einfach anders gestrickt ist als sie, und seitdem gelingt es ihm viel besser, in der Familienzeit den Beruf vor der Haustür zu lassen. Ganz ohne Streit.

Alle große Naturheilkunden begründen im Kern ihre Therapieansätze darauf, dass wir Menschen verschieden sind. Mit den großen Naturheilkunden meinen wir die uralten, auf Erfahrung basierenden Gesundheitsansätze der großen Kulturen, wie beispielsweise die älteste überlieferte Heilkunde, die zirka 5000 Jahre alte indische Ayurveda; oder die zirka 3000 Jahre alte traditionelle Chinesische Medizin; oder auch die alten europäischen Heilungsansätze wie die des antiken Griechenland. In der klassischen Naturheilkunde nennt sich der Umstand, dass kein Mensch wie der andere ist, Konstitutionslehre. Im Gegensatz zur modernen Medizin, die im Fall von Gewicht, Blutdruck oder auch Cholesterinspiegel stets mit Normwerten arbeitet, gibt es solche Normwerte in der klassischen Naturheilkunde nicht. Da man die technischen oder pharmazeutischen Reparaturmöglichkeiten von heute nicht besaß, musste man den Patienten individueller beurteilen, als es heute geschieht. Wählt man aber mit den Methoden dieser Naturheilverfahren die passende Heilmaßnahme aus, wird idealerweise der Parasympathikus aktiviert, und zwar mit all den positiven Folgen, wie wir sie im vorigen Kapitel beschrieben haben. Dass die moderne Medizin dieses Eigenheilungspotenzial oft links liegen lässt, ist mit Sicherheit ein großes Versäumnis.

So versucht ein Arzt, der nach solchen althergebrachten Heilkunden praktiziert, den individuellen Körperbautyp seiner Patienten und daraufhin die richtige Reizstärke der Heilmethode herauszufinden. In der Praxis der traditionellen Kneipp-Medizin kann dies folgendes Vorgehen bedeuten: Das Kneipp'sche Heilprinzip will durch einen Temperaturreiz zunächst den Sympathikus anregen, und zwar genau in der Intensität, dass in der nachfolgenden Ruhephase der Parasympathikus das Zepter übernimmt. Heilende Prozesse werden also nicht direkt durch den kalten Guss ausgelöst, sondern erst in der anschließenden körperlichen Reaktion darauf, im Parasympathikus-Tonus. Also im Mañana-Zustand. Äußerlich sichtbar ist dies durch die nachfolgende innere Erwärmung der zuvor durch den äußeren Guss abgekühlten Haut. Wenn ich nun einem eher hageren blassen Menschen einen kalten Kneipp'schen Vollguss verabreiche, wird sich die Haut nach dem Guss nicht erwärmen, sondern dieser Kneipp-Patient wird vor allem die nächsten Stunden stark frösteln. Es werden keine Heilungsprozesse angeregt, sondern er holt sich vielmehr einen Schnupfen. Einen solchen Körperbautyp bezeichnet man in der Ayurveda als Vata-Typ, in der chinesischen Medizin würde man von einem Leeretyp sprechen. Im europäischen Sprachgebrauch fallen solche Menschen, die wenig subkutanes Fettgewebe aufweisen, unter die Kategorie Leptosom.

Wenn ich also beim Vata-Typ durch Kneipp'sche Güsse einen Heilungsprozess auslösen möchte, dann muss ich bei ihm zunächst die Haut aufwärmen, entweder durch Bewegung, eine milde Sauna oder ein warmes Bad. Zu Kurbeginn bekommt er keinen kalten Vollguss, sondern Wechselfußbäder mit nur schwachen Kaltreizen, begrenzt auf kleinere Körperregionen. So hat der Parasympathikus, erkennbar an der nachfolgenden Erwärmung, eine Chance. Erst wenn der Parasympathikus-Tonus stabilisiert ist, können gegen Ende einer solchen Kneippkur auch kräftige Reize folgen, nach denen sich dann auch die Haut richtig aufwärmt. Ganz anders beim Kapha-Typ, beim chinesischen Fülletyp oder dem, was wir in unserem Sprachgebrauch Pykniker nennen . Dies sind fülliger gebaute Menschen. Sie haben von der Veranlagung her ein viel ausgeprägteres subkutanes Fettgewebe und neigen deswegen entsprechend auch viel mehr zum Schwitzen. Sind Pykniker und Leptosom miteinander verheiratet, wird es öfter eine Diskussion geben, ob bei Nacht das Fenster offen bleibt oder geschlossen wird, ob man die Heizung hoch- oder runterdreht. Ein Pykniker braucht von Anfang an kalte Reize, sonst tut sich bei der Parasympathikus-Aktivierung nichts. Es gibt sonst kein Nachwärmen, und Heilungsprozesse können ihre Kraft nicht entfalten.

Das Prinzip der unterschiedlichen Typen steht über allen Aktivitäten, die durch Parasympathikus-Aktivierung Heilungsprozesse anregen möchten, wie etwa Massagen, Reizstrom, Bewegungsreize oder Akupunktur. In Ermangelung technischer Möglichkeiten haben sich die alten Heilkunden auch viele Gedanken darüber gemacht, ob die Berücksichtigung der Persönlichkeit eines Menschen einen günstigen Einfluss auf Heilungsprozesse hat. Jeder erfahrene Praktiker, ob Krankenpfleger oder Hausärztin, weiß: Der eine braucht besonders die liebevolle Zuwendung, der andere verarbeitet die Dinge am besten allein mit dem Kopf und ist dann zufrieden, wenn er detaillierte Erklärungen bekommt. Der eine entspannt sich besser beim Sport, der andere bei der Lektüre eines Buches. Wir Menschen sind unterschiedlich, und das ist gut so.

Seit Neuestem kann man den Einfluss verschiedener Verfahren auf den Parasympathikus sogar objektiv messen. Wir haben die Herzfrequenzanalyse im medizinischen Teil schon angesprochen. Sie kann den Grad der Parasympathikus-Unterdrückung anzeigen und dadurch viel genauer bestimmen, ob jemand aufgrund dessen langfristig auf ernste Erkrankungen zusteuert, als dies klassische Risikofaktoren leisten. Das Tolle an diesem Analyseverfahren ist, dass man genauso objektiv den positiven Einfluss verschiedener Aktivitäten auf die Aufhebung der Mañana-Sperre darstellen kann. Man kann so herausfinden, wie man sich am besten von Stress erholt. Und so zeigen viele Untersuchungen, dass man die Herzfrequenzvariabilität ebenso mit sportlicher Aktivität wie mit positiven Erlebnissen im Sinne von Wertschätzung oder Mitgefühl, ebenso mit Entspannungsverfahren wie mit Hypnosetherapie verbessern kann.[49] Sogar durch tiefes Einatmen und anschließendes langsam forciertes Ausatmen kann man die Herzfrequenzvariabilität messbar verbessern. Das ist keine neue Erkenntnis, denn genau solche Atemtechniken finden sich bei bestimmten Yogaübungen.

Die Überzeugung, dass die Einteilung in verschiedene Persönlichkeitstypen sinnvoll ist, ist durch die psychologische Forschung gut abgesichert. Die Persönlichkeitsforschung geht davon aus, dass unsere Persönlichkeit teilweise angeboren, teilweise individuell erlernt und teilweise durch die jeweilige Lebenssituation beeinflusst ist. Es handelt sich im Prinzip um einen unentwirrbaren Mix verschiedener Ebenen der Persönlichkeitsentwicklung. Wenn es darum geht, grundsätzliche Verhaltensänderungen zu erreichen, zum Beispiel bei Angststörungen, kann es in einer Psychotherapie oder in einem professionellen Coaching sehr wichtig sein zu wissen, wo in diesem Mix der passende Ansatz zu suchen ist. Ob man zum Beispiel Kindheitserlebnisse aufarbeiten oder durch Konditionierung Verhaltensänderungen antrainieren sollte. Doch hier müssen wir diesen Mix nicht entwirren. Für uns ist nicht entscheidend zu wissen, ob die Neigung, sich im stillen Kämmerlein zu entspannen oder dazu den Stammtisch aufzusuchen, angeboren ist oder sich aus einer persönlichen Lebensgeschichte heraus entwickelt hat. Um Mañana-Kompetenz zu erlernen, müssen wir vor allem für uns ganz persönlich herausfinden, welche Mañana-Maßnahmen gut funktionieren und welche eher kontraproduktiv sind.

Der eine oder andere unter der Leserschaft wird im Lauf seines beruflichen Werdegangs entsprechende Persönlichkeitstests schon einmal am eigenen Leib erlebt haben. Seither weiß man, welcher »Typ« man ist: extrovertierter Draufgänger oder introvertierter Einzelgänger. Nun ist es natürlich nicht möglich, vier Milliarden Menschen in drei, vier oder auch 20 Typen einzuteilen, um sie dann in die entsprechenden Schubladen zu packen. Jeder Mensch ist einzigartig, hat seine ganz besondere Persönlichkeit und seine ganz eigenen Möglichkeiten. Die alten Griechen bedienten sich deswegen eines Kniffs. Sie sprachen nicht von Typen, sondern von Temperamenten. Vier davon definierten sie: den Sanguiniker, den Phlegmatiker, den Choleriker und den Melancholiker. Der griechische Arzt ordnete nun den einzelnen Patienten nicht genau einem Temperament zu, sondern ging davon aus, dass jeder Mensch Anteile an allen vier Temperamente besitzt. Allerdings in seiner ganz eigenen Mischung. Jeder Mensch besteht danach aus seinem speziellen Persönlichkeitscocktail. So kann man Schwerpunkte setzen, vermeidet aber Schubladendenken. Wir finden die alten Griechen toll und machen es deshalb genauso. Für unseren Mañana-Test benutzen wir allerdings einen modernen Temperamentsbegriff. Wie der funktioniert, erklären wir gleich. Auch lassen wir heutiges Wissen über die verschiedenen Persönlichkeitsebenen in den Test einfließen. Um Ihren persönlichen Mañana-Cocktail mixen zu können, können Sie sich in unserem Mañana-Test selbst in sechs Mañana-Bereiche einordnen. Wir haben diese sechs Bereiche ausgewählt, weil sie großen praktischen Einfluss darauf haben, wie gut wir uns entspannen können. Jeweils zwei dieser Bereiche ordnen wir drei Ebenen zu:

Die Konstitutionsebene:
- Wärmeneigung
- Sportneigung

Die Temperamentsebene:
- Erregbarkeit
- Aktionsbereitschaft

Die Bedürfnisebene:
- sozialer Rückhalt
- Intellektuell-musische Betätigung

Die Konstitutionsebene

Die Konstitutionslehre der klassischen Naturheilkunde bildet die körperliche Basisvoraussetzung, um zu verstehen, was wir für unser körperliches Wohlbefinden brauchen. Zwei sehr wichtige Aspekte der Konstitutionslehre nehmen wir in unseren Mañana-Test auf: die Wärmeneigung und die Neigung zu sportlicher Betätigung. In der klassischen Naturheilkunde spricht man bei Menschen mit hohem Verlangen nach Wärme von Leptosomen und bei niedriger Neigung von Pyknikern. Bei Menschen mit hoher Neigung zu Sport von Athleten und mit wenig Neigung von Hypoplastikern.

Wärmeneigung

Der eine friert ständig, der andere schwitzt viel schneller. Ob wir Kälte gut vertragen, hat viel mit der angeborenen Fähigkeit zu tun, reichlich Fettpolster unter der Haut aufzubauen. Meist ist es ja so, dass sich mollig veranlagte Menschen in eher kühleren Räumen und hagere Menschen eher in warmen Räumen wohlfühlen. Allerdings gibt es Ausnahmen. Es gibt Menschen, die zwar sehr schlank sind, aber trotzdem als Erstes die Heizung runterdrehen möchten, wenn sie ein durchschnittlich geheiztes Zimmer betreten. Auch hier finden sich wieder verschiedene Komponenten, die diese Neigung insgesamt beeinflussen, zum Beispiel Hormone. Ist es zu kalt oder zu warm, fällt es jedenfalls schwer zu entspannen. Darüber hinaus kann man den Parasympathikus durch gezielte Temperaturreize aktiv anregen, was sich die oben beschriebene Kneippmedizin zunutze macht.

Sportneigung

Die geborenen Athleten brauchen auch im Urlaub eine sportliche Betätigung, sonst ist es kein Urlaub. Anderen reicht der Strandspaziergang völlig aus, um sich zu erholen. Kommen wir jedoch unter Druck, tut sportliche Bewegung jedem gut. Das zeigen eindrucksvoll Untersuchungen, die belegen, wie unter Dauerstress stehende Testpersonen durch Sport ihre Herzfrequenzvariabilität verbessern können. Offensichtlich tut es einfach gut, unter Druck über den Körper Dampf abzulassen. Macht Sport Spaß und wird er nicht verbissen mit Leistungszielen betrieben, die eigentlich den Profis vorbehalten sein sollten, ist er eine Stressabbaumaßnahme erster Güte. Doch es muss nicht zwangsläufig Ausdauersport sein. Der hat zwar den Riesenvorteil, dass man ihn jederzeit überall und ohne zeitliche Vereinbarung alleine ausführen kann, Joggen oder Nordic Walking sind aber nicht unbedingt jedermanns Sache. Genauso gut kann Kraftsport, Mannschaftssport, Tischtennis oder Tanzen dabei helfen, die Parasympathikus-Sperre aufzuheben und, besonders bei der Erholung danach, einen Mañana-Zustand zu erzeugen.

Beide Konstitutionen kann man auch verknüpfen. Ist ein Pykniker auch athletisch, wird ihm eher Kraftsport zusagen, ist ein Leptosom athletisch, wird ihm Ausdauersport besser liegen. Ein leptosomer Hypoplastiker sollte nur sehr sanft, mit warmen, milden körperlichen Reizen behandelt werden. Für den pyknischen Athleten hingegen ist der eiskalte Kneipp'sche Rückenblitzguss gerade richtig, um anschließend von einem Schrank von Masseur kräftig durchgewalkt zu werden.

Wer also oft und viel miteinander zu tun hat, sollte bei solch grundlegenden Dingen wie Raumtemperatur oder Sportangebot um diese Unterschiede wissen. Hagere Chefs, die Büroräume überheizen, heizen den Sympathikus von Molligen an und fördern dadurch Unbehagen und unangenehmes Schwitzen. Triathlonfanatische Geschäftsführer, die meinen, alle Mitarbeiter mit Fitnessprogrammen beglücken zu müssen, lösen bei Sportmuffeln gehörigen Stress aus.

Die Temperamentebene

Nun betreten wir die nächste Ebene, die biologische Grundlage von Persönlichkeit. Der Neigung zu einem bestimmten Temperament lassen sich im Gehirn ganz bestimmte Strukturen zuordnen. Das bedeutet, Temperamente wirken nicht nur in bestimmten Situationen, sondern sie beeinflussen unsere Motivation, Persönlichkeit und damit unser Verhalten maßgeblich in allen Lebenssituationen. Der Osnabrücker Persönlichkeitsforscher Julius Kuhl bezeichnet deshalb diese Strukturen als »Kraftwerk des Gehirns«.[50] Für unseren Mañana-Test konzentrieren wir uns auf zwei Temperamente. Es fällt einfach auf: Es gibt Menschen, die sind vor lauter Tatendrang nicht zu bremsen und sprühen vor Energie. Andere sind vorsichtiger und wägen bedächtig ab, bevor sie zu einer wohldosierten Handlung übergehen. Diese zwei Grundneigungen sind in unserem Gehirn getrennt voneinander verankert, und bei jedem Menschen sind die entsprechenden Bereiche auf individuelle Weise ausgeprägt. Für Julius Kuhl sind es die Bereiche für »sensorische Erregung« und »motorische Aktivierbarkeit«.[51]

Erregbarkeit

Menschen mit hoher Erregbarkeit können die Wahrnehmungsschwelle besonders gut senken und erleben optische und akustische Reize oder Berührungsreize intensiver. Der Umstand, dass wir alle bei Aussicht auf Belohnung unsere Wahrnehmung verfeinern, kann bei Hocherregbaren leicht ins Unangenehme kippen. Diese sind dann nämlich besonders empfindlich bei Lärm, Menschenansammlungen, Informationsflut oder Handyklingeln und brauchen vor allem Ruhe. Sie meiden aufgeregte, gesellige Menschenansammlungen, wo Witze gerissen werden und heftig gelacht wird. Für sie ist das nicht lustig, sondern lediglich lautes Dröhnen, das ihr überreiztes Wahrnehmungssystem stresst. Sanfte Reize in gedämpfter Atmosphäre, Ruhe mit leisen, angenehmen Klängen, wie Gongs und Entspannungsmusik, helfen, das überdrehte Erregungsniveau wieder zurückzufahren und dadurch den Parasympathikus wieder ins Spiel zu bringen. Hohe Erregbarkeit intensiviert auch die kritische Selbstwahrnehmung, Gefahren und Zweifel sind intensiver bewusst. Der Sympathikus wird dann oft viel zu schnell und zu lang aktiviert.

Aktivierbarkeit

Das Maß an Aktivierbarkeit definiert unsere spontane Bereitschaft zum Handeln. Aktivierbarkeit löst bei Aussicht auf Belohnung einen sofortigen Bewegungsdrang aus. Tauben zum Beispiel fangen deshalb an herumzulaufen, wenn sich die Fütterungszeit nähert.[52] Hoch motorisch Aktivierbare wirken dann zappelig. Eine Erhöhung der Aktivierbarkeit bedeutet, dass unser Verhalten impulsiver, aber auch weniger gründlich wird. Es kommt zu körperlicher Unruhe und Sprunghaftigkeit, und es kann zu Überspannung kommen, einem unsteten Aktionismus. Die Konzentration auf überschaubare Aktivitäten kann hier beruhigend wirken. Vielleicht ein handwerkliches Hobby, Brettspiele, Gartenarbeit oder eben wie bei Rainer – Sandburgen bauen und Steinchen aufeinandersetzen.

Menschen mit niedriger Erregbarkeitsschwelle und

hoher Aktivierbarkeit empfinden Ruhe und stilles Liegen eher als unangenehm. Das sind die klassischen Extrovertierten. Passive Entspannungsmethoden wie autogenes Training funktionieren hier überhaupt nicht. Wenn Massagen, dann bitte nicht schweigend, sondern im Gespräch mit dem Masseur und nicht im abgedämpften Ruheraum, sondern eher in Trainingsumgebung. Solche Menschen bekommen oft zu hören »Jetzt bleib' doch mal sitzen« oder »Entspann dich doch mal«, was dann zusätzlich nervt und den Stresszustand weiter verstärkt.

Wie es einem Menschen ergeht, der über eine hohe Erregbarkeit mit niedriger Aktivierbarkeit verfügt, einem klassischen Introvertierten, möchte ich Ihnen aus eigener Erfahrung berichten. Folgende Situation ist mir mehrfach widerfahren. Abends im Club: laute Musik, die ich auf der Tanzfläche intensiv wahrnehme und als verkappter Musiker nach Stil, Komposition und Qualität analysiere. Die tanzenden Menschen um mich herum beurteile ich nach Bewegungsmustern, ob sie zur Musik auch grooven oder eher den Takt verfehlen. Lichtspiele vergleiche ich mit denen, die mir in einem anderen Club besonders positiv aufgefallen sind, und prüfe, ob sie die Gesamtwirkung unterstützen. Ich amüsiere mich dabei prächtig und genieße die Musik und meine wohldosierten Tanzbewegungen. Plötzlich spricht mich eine wildfremde Person an. »Du machst so ein ernstes Gesicht, geht's dir nicht gut? Tanz doch mal.« Tja, geringaktivierbare Hocherregbare haben es manchmal nicht einfach. Keiner versteht uns (doch, meine Frau – nach sieben Jahren Ehe).

Die unterschiedliche Wahrnehmung solcher Temperamente kann man sogar messen. In einem pfiffigen Versuch haben Teilnehmer eines Tests die Lautstärke eines Hintergrundgeräusches frei wählen können. Introvertierte wählten geringere Lautstärken als Extrovertierte, beide hatten unter ihrer Wohlfühllautstärke einen vergleichbaren Puls um zirka 75 Schläge pro Minute. Dann wählten die Extrovertierten die Lautstärke für die Introvertierten aus. Diese empfanden sie als zu laut. Im Gegenzug wählten die Introvertierten die Lautstärke für die Extrovertierten aus, die diesen wiederum zu leise war. Der Pulsschlag zeigte ebenfalls Reaktion. Während die zu hohe Lautstärke bei den Introvertierten die Herzfrequenz auf fast 85 Schläge erhöhte, verminderte sich der Puls bei den Extrovertierten angesichts der für sie zu niedrigen Lautstärke auf unter 70 Schläge. Bei den Introvertierten wurde also der Sympathikus aktiviert, und die Extrovertierten langweilten sich.[53]

Kommen übrigens hohe Erregbarkeit und hohe Aktivierbarkeit zusammen, dann besteht besonders bei Aussicht auf Belohnung die Gefahr von fahrigem Aktionismus und einer ungehemmten Wahrnehmung vielfältigster Reize. Wir springen auf jeden Zug auf, wechseln ständig die Richtung, zappen nur noch wild durch TV-Programme. Unsere Leistungsfähigkeit wird stark beeinträchtigt, ganz so, wie wir es im Kapitel über den Dopaminrausch beschrieben haben. Es besteht erhöhte Erschöpfungsgefahr, und langfristig droht der Burn-out. Mañana-Kompetenz ist für diese Menschen überlebenswichtig, damit sie nach all den tollen Dingen, Erfolgen und Abenteuern nicht ausgebrannt zurückbleiben, depressiv und krank werden.

Niedrige Erregbarkeit und niedrige Aktivierbarkeit

sind ein natürlicher Schutz vor Überlastung und übertriebenem Ehrgeiz. Der Parasymphatikus dieser Menschen lässt sich nicht so leicht unterdrücken. Deshalb ist Mañana-Kompetenz bei diesem Temperament meist schon von der Wiege her angelegt. In solchen Fällen tut manchmal ein Extraschuss Sympathikus im Alltag sogar gut. Doch auch hier nicht übertreiben. Versucht ein Chef mit hoher Erregbarkeit und hoher Aktivierbarkeit einem langsamen Mitarbeiter ständig Feuer unterm Hintern zu machen, gerät dessen Temperament zu stark unter Druck, und aus routinierter Zuverlässigkeit wird schnell depressive Mutlosigkeit. Umgekehrt sollten die Gemächlichen Verständnis dafür haben, wenn sich ihre hochaktiven Mitmenschen in überschaubarer Routine und spannungsfreier Tätigkeit nicht wohlfühlen.

Die Bedürfnisebene

Bedürfnisse entwickeln sich komplexer als die angeborene körperliche Konstitution oder fest im Gehirn verankerte Temperamente. Bedürfnisse bauen zwar auf körperlichen und funktionellen Anlagen auf, entwickeln sich aber dann entsprechend unseres menschlichen Zusammenlebens. Sie beeinflussen unser Verhalten nicht insgesamt, sondern sind immer auf eine bestimmte Lebenssituation bezogen. Bin ich ein Mensch mit starkem Bedürfnis nach geistiger Betätigung und eher menschenscheu, ist die Aussicht, auf einer einsamen Insel die gesammelten Werke Johann Wolfgang von Goethes zu lesen, sehr attraktiv. Aber selbst diesem Menschen wird es auf der Insel irgendwann langweilig, und er sehnt sich nach menschlicher Gemeinschaft. Bedürfnisse können sich also ändern. Es kommt eben drauf an.

Es gibt verschiedene Bedürfnisse: nach Reichtum, Status, Ruhm, Gerechtigkeit, Freiheit, Macht und vieles mehr. Wir möchten uns in unserem Test auf das Bedürfnis nach sozialem Rückhalt und nach intellektuell-musischer Betätigung konzentrieren, da diese zwei Bedürfnisse besonders viel mit Mañana-Kompetenz zu tun haben. Jeder Mensch hat solche sozialen und kulturellen Bedürfnisse, aber wieder in seiner ganz persönlichen Ausprägung. Der eine hat sie mehr, der andere weniger. Der Trierer Gesundheitspsychologe Peter Becker konnte zeigen, dass es besonders der Mangel an Befriedigung solcher Bedürfnisse ist, der uns stresst.[54] Stressfaktoren wie Arbeitszeiten oder Erfolgsdruck sind nach diesen Untersuchungen bei Weitem nicht so belastend wie Lebenssituationen, in denen unsere ureigensten Bedürfnisse keinen Platz mehr haben. Wir sehen unsere Kinder nur noch schlafend in ihren Betten, wir schaffen es nicht mehr wie früher, mit anderen zusammen Musik zu machen, wir machen keinen Sport mehr, wir erleben unsere Partnerschaft nur noch als Organisationsteam und nicht mehr als Quelle von Lust, Inspiration und liebevoller Zuwendung. Darunter leiden wir, und das löst Dauerstress aus.

Sozialer Rückhalt

Der Faktor soziale Unterstützung nimmt in der Stress- und Gesundheitsforschung einen immer größeren Platz ein. Inwieweit wir uns in eine wertschätzende Gemeinschaft eingebettet fühlen, beeinflusst unseren

Gesundheitszustand in vielfältiger Hinsicht. Das fängt mit zärtlicher Zuwendung in der frühen Kindheit an, wie ein Versuch auf der Frühchenabteilung des Universitätskrankenhauses Miami eindrucksvoll dokumentiert. Dort wurde eine Testgruppe zu früh geborener Babys nicht nur steril, warm und mit perfekter Nährsättigung im gläsernen Inkubator aufgepäppelt, sondern auch dreimal täglich aus dem Brutkasten herausgenommen und gestreichelt. Die Vergleichsgruppe hatte dagegen kaum Körperkontakt. Die Gestreichelten entwickelten sich 50 Prozent schneller, konnten eine Woche früher aus dem Krankenhaus entlassen werden und gediehen auch noch Monate später besser als die nicht berührten Säuglinge.[55] Dies ist das Werk des durch Streicheln aktivierten Parasympathikus.

Berühmt geworden sind die Versuche des so renommierten wie umstrittenen amerikanischen Wissenschaftlers Harry Harlow aus den Fünfzigerjahren. Harlow trennte junge Affenbabys von ihren Müttern und bot ihnen stattdessen zwei Ersatzmütter an.[56] Die erste Ersatzmutter war ein Drahtgestell, bei dem anatomisch korrekt in Höhe der Brust eine Milchflasche installiert war und das somit Nahrung spendete. Die andere Ersatzmutter war eine Affenpuppe, die mit weichem Frotteestoff überzogen war. Das Äffchen wählte als Aufenthaltsort nicht die Drahtmama mit Milchversorgung, sondern die weiche anschmiegsame Puppenmutter. Menschenaffen brauchen offensichtlich Berührung und Zärtlichkeit. Stehen die nicht zur Verfügung, suchen sie eine Umgebung, die wenigstens durch Wärme und Weichheit an körperliche Geborgenheit durch die Eltern erinnert.

Jede warmherzige Person hätte solches Ergebnis

voraussagen können, dazu hätte man nicht ein Affenbaby von der Mutter isolieren oder Vergleichsgruppen Streicheleinheiten verweigern müssen. Dafür wissen wir es nun wissenschaftlich schwarz auf weiß: Berührung und Zärtlichkeit sind elementare menschliche Bedürfnisse.

Noch ein berühmter Versuch. Man ließ einen Hund um einen Käfig laufen, in dem ein Affe saß. Damit löste man bei dem Affen eine Stressreaktion aus. Zu diesem Affen setzte man einen anderen Affen, der aus einer anderen Kolonie stammte. Damit wurde die Stressreaktion verstärkt. Das Gegenteil war indes der Fall, wenn der Zellenkumpel ein Affe aus der gleichen Kolonie war. Man kannte sich. Die Freunde machten sich gegenseitig Mut, gaben sich Zuversicht, und die Stressantwort schwächte sich ab.[57] Geteiltes Leid ist also wirklich halbes Leid. Liebevolle Zuwendung mindert in vielfältiger Weise die Stressantwort.[58] Weitere Untersuchungen belegen, dass Patienten, die sich einer Herzkatheter-Untersuchung unterziehen müssen, einen geringeren Anstieg des Stresshormons Cortisol aufweisen, wenn sie nicht ruhig daliegen müssen, sondern während des Eingriffs mit dem Arzt reden können. Und bei schweren Krankheiten haben Patienten einen besseren Krankheitsverlauf, wenn sie in eine intakte soziale Umgebung eingebettet sind, also Familie und Freunde.[59]

Die moderne Genforschung ist heute in der Lage, einen erstaunlichen Einblick in das Zusammenwirken von Psyche und Körper zu geben. Unsere Gene liefern den Bauplan unseres Körpers. Für alles, was in unserem Körper vorgeht, werden zuvor Gene aktiviert, etwa um ein Enzym zu produzieren, Muskeln oder

Fettentwicklung anzuregen oder Haarzellen wachsen zu lassen. So gibt es auch Gene, die für die Produktion von Stresshormonen zuständig sind. Den Genen vorgelagert sind Andockstellen für Moleküle, die wie ein An- und Ausschalter für die dahinterliegenden Gene funktionieren. Nun konnte man zeigen, dass sich bei Mäusebabys, die von ihrer Mäusemama besonders intensiv bemuttert wurden, eine kaugummiartige Substanz um den Anschalter des Stressgens legt.[60] Das Stressgen ist auf diese Weise wesentlich schwerer anzuschalten, was hilft, eine Stressbelastung gelassener zu überstehen. Soziale Wärme bedingt also körperliche Veränderungen bis zur Genomebene. Wir finden das ziemlich faszinierend. Wenn man so will, könnte man von der Materialisierung von Urvertrauen sprechen.

Ein ganz besonders wichtiger Aspekt zwischenmenschlicher Beziehung ist die Wertschätzung. In einer Studie mit über 500 Teilnehmern, in der ich zusammen mit Kollegen einer Arbeitsgruppe des Mannheimer Instituts für Public Health beruflich stark belastete Menschen zu verschiedensten Stress- und Gesundheitsfaktoren sowie zu Arbeitsbedingungen befragen konnte, zeigte sich zu unserem Erstaunen, dass allein die Antwort auf folgende Frage eine treffende Voraussage auf den Gesundheitszustand bis hin zur Qualität des Schlafs ermöglichte. »Obwohl ich mein Bestes gebe, wird meine Arbeit nicht gewürdigt.« Der Faktor Wertschätzung durch andere ist ein hoher Gesundheitsfaktor. Wir können davon ausgehen, dass Wertschätzung in diesem Sinne auch auf den Parasympathikus einen starken positiven Einfluss besitzt.[61] Wie Kinder in besonderem Maße körperliche Streicheleinheiten benötigen, brauchen wir Erwachsenen Streicheleinheiten für unsere Seele. Der eine mehr, der andere weniger.

Intellektuell-musische Betätigung

Bei der intellektuell-musischen Betätigung fühlen sich vor allen Dingen Menschen wohl, die sich durch die Kraft der Gedanken erholen können. Dabei kann die Beschäftigung mit schöner Literatur, das Hören schöner Musik oder das Betrachten schöner Natur den Parasympathikus anregen. Solche Menschen können sich über Entspannungsverfahren wie autogenes Training oder Selbsthypnose ganz gezielt in einen Mañana-Zustand versetzen. Sie träumen davon, stundenlang im Liegestuhl dem Geräusch einer leisen Meeresbrandung zu lauschen, und machen sich in Ruhe die schönsten Gedanken. Es gibt in dieser Richtung vielfältige Angebote von Meditationskursen bis hin zu Klosterexerzitien. Herzfrequenzanalysen haben belegt, dass solche Methoden den Parasympathikus gezielt aktivieren können.

Wie hoch Ihr Anteil in den sechs Mañana-Bereichen ist, können Sie nun in dem nachfolgenden Test selbst einschätzen.

TEST
Meine Mañana-Zone

Bewerten Sie folgende Aussagen im jeweiligen Mañana-Typbereich nach folgendem Punkteschema:

0 Punkte:	trifft gar nicht zu
1 Punkt:	trifft seltener zu
2 Punkte:	trifft mittelmäßig zu
3 Punkte:	trifft häufiger zu
4 Punkte:	trifft genau zu

Wärmeneigung

- Im Urlaub bevorzuge ich warme Länder ___
- Ich friere schneller als andere (ohne Wärmflasche bin ich nur ein halber Mensch) ___
- Ich reagiere äußerst empfindlich auf fehlende Wärme ___

Summe ___

Sportneigung

- Sport war in der Schule eines meiner Lieblingsfächer ___
- Wenn ich mich nicht genug bewege, fühle ich mich unwohl ___
- Mich so richtig auszupowern ist für mich der beste Weg zum Abschalten ___

Summe ___

Erregbarkeit

- Die Badewanne ist mein Lieblingsort (Ich dusche gerne ausgiebig) ___
- Auch leichte Berührung erlebe ich sehr intensiv ___
- Emotional bin ich eher dünnhäutig ___

Summe	___

Aktivierbarkeit

- Stundenlanges Liegen im Liegestuhl ist nicht mein Ding ___
- Wenn mir etwas gefällt, will ich es sofort in die Tat umsetzen ___
- Am besten schalte ich ab, wenn ich einer einfachen Tätigkeit nachgehe ___

Summe	___

Sozialer Rückhalt

- Umringt von Freunden und Familie fühle ich mich richtig wohl ___
- Ich übernehme gern Verantwortung für andere ___
- Ich kann schlecht allein sein ___

Summe	___

Intellektuell-musische Betätigung

- Ich verfüge über eine ausgeprägte Vorstellungskraft ___
- Ästhetik in Architektur und Natur ist mir ein Lebensbedürfnis ___

- Bei Genuss anspruchsvoller Literatur (Musik) kann ich gut abschalten ___

Summe ___

Meine Mañana-Zone

Machen Sie im jeweiligen Mañana-Typbereich (Tortenstück) auf der gepunkteten Linie an der Stelle ein Kreuz, die der Summe ihrer Punktzahl (min. 0, max. 12) entspricht. Verbinden Sie nun Ihre sechs Kreuze, und schraffieren Sie die neu entstandene Fläche. Das ist Ihre ganz individuelle Mañana-Zone, in der Sie persönlich am besten Ihren Parasympathikus aktivieren können.

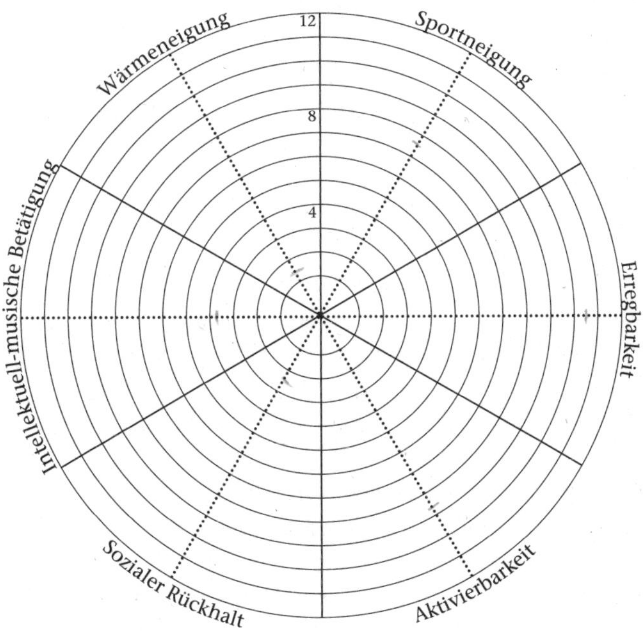

Auswertung und Mañana-Maßnahmen

Je nachdem, wo Ihre Schwerpunkte in der Mañana-Zone liegen, werden Sie Ihren Parasympathikus besonders gut aktivieren können. Dabei ist die Höhe der Punkte nicht als gut oder schlecht anzusehen, sondern sie zeigt lediglich Ihre persönliche Ausprägung und wie stark gezielte Mañana-Maßnahmen in diesem Typ-Bereich wirken.

Ganz besonders effektiv nutzen Sie Ihre Mañana-Kompetenz, wenn Sie in Ihrer Mañana-Zone Synergieeffekte hervorrufen. Wenn Sie eine starke Ausprägung in Sportneigung und sozialem Rückhalt haben, dann ist nicht der einsame Waldlauf das Beste, sondern Sport mit Freunden. Kommt noch der intellektuell-musische Bereich dazu, wäre vielleicht Tanzen die günstigste Art, Ihren Parasympathikus zu aktivieren. Ist dann die Erregbarkeit auch noch stark ausgeprägt, könnte Tango genau das Richtige sein. Bei hoher Aktivierbarkeit eher Salsa und Merenge. Versuchen Sie ruhig, auch mehrere Fliegen mit einer Klappe zu schlagen.

Wärmeneigung

Haben Sie hier hohe Punktzahlen, dann wird alles, was Sie erwärmt, auch beruhigen: Wärmflaschen, Bettsocken (die sind nämlich wohltuend bei ständig kalten Füßen), Entspannungsbäder, Wechselgüsse, Wärmestrahler, Sauna, Whirlpools und viele andere Wellnessangebote. Abendliche warme Fußbäder könnten Wunder bewirken. Bei niedrigeren Werten sollte das Wasser nicht zu warm und die Sauna nicht zu heiß sein.

Sportneigung

Die Botschaft bei hoher Punktzahl ist klar: Sie brauchen sportliche Bewegung, sonst kommen Sie leicht unter Dauerstress. Sportmangel ist dann sogar Ursache von Stress. Dabei wählen Sie die Sportart, die richtig Spaß macht, und nicht die, die gerade als gesund gilt (das wechselt sowieso ständig). Hauptsache, Sie bewegen sich regelmäßig. Am besten im Freien, um auch regelmäßig Tageslicht abzubekommen. Ein Mangel an Tageslicht löst nämlich auch Stress aus.Wenn Sie keine Sportskanone sind, dann wären vielleicht den Garten umgraben oder ab und zu eine Runde um den Block hilfreich. Für diejenigen mit niedrigen Punktzahlen gilt: Bitte sich nicht mit Sport stressen, sondern am Strand oder auf dem Sofa liegen bleiben. Geraten Sie aber im Beruf oder in der Familie unter Druck, sollten Sie bedenken, dass Sie durch Sport Dampf ablassen und so Ihren Parasympathikus wieder aktivieren können.

Erregbarkeit

Hier profitieren Sie vor allem von Ruhe, sanften Berührungen, Entspannungsmusik und weichen Liegen und Decken. Die vielen Formen von Massagen und Wellnessangeboten sind genau richtig. Haben Sie noch eine ausgeprägte Wärmeneigung, könnte eine milde Sauna mit anschließender sanfter Massage Wunder bewirken. Die Krönung könnte Watsu sein, eine Abkürzung für »water« (englisch für »Wasser«) und Shiatsu (eine alte japanische Massagekunst). Bei dieser sanften und einfühlsamen Therapie, die in Wasser mit Körpertemperatur ausgeführt wird, schwebt der Patient frei und wird von einem ausgebildeten Therapeuten behandelt. Die sanften, wiegenden Bewegungen, Dehnungen und die Geborgenheit in den Armen des Therapeuten erzeugen ein Gefühl des Friedens und der Einfachheit wie in frühester Kindheit und im Mutterbauch. Das unterstützt das sanfte Loslassen von physischen und emotionalen Blockaden.

Aktivierbarkeit

Falls sich Ihre Mañana-Zone kaum im Erregbarkeitsbereich, dafür jedoch stark im Aktivierbarkeitsbereich befindet, werden Sie bei Watsu die Krise bekommen. Sie möchten lieber selbst etwas tun. Überschaubare, aktive Tätigkeiten bringen Ihren Sympathikus wieder auf Normalmaß und lassen den Parasympathikus aus seinem Käfig. Gut funktionieren wird die Muskelrelaxation nach Jacobson. Der Mañana-Zustand wird hier durch aktive Anspannung bestimmter Muskelgruppen und durch nachfolgende Muskelentspannung erreicht.

Kommt die Neigung zu Sport dazu, ist Sport in all seinen Facetten Ihre Domäne. Hauptsache, es macht Ihnen Spaß und setzt Sie nicht unter Leistungsdruck. Das wäre nämlich für Ihre Mañana-Kompetenz kontraproduktiv.

Sozialer Rückhalt

Hier sind es vor allem Menschen, die es gut mit Ihnen meinen, die Ihnen helfen, sich zu entspannen. Ob Familienzeit, Freunde, Vereine oder einfach andere Menschen, bei denen die »Vibes« stimmen – Sie sollten regelmäßig Gesellschaft suchen. Kommt eine hohe

Wärmeneigung dazu, ist ein Saunagang mit Freunden oder sind andere Wellnessaktivitäten mit der Familie passend. Ist die Erregbarkeit hoch, passen gemeinschaftliche Meditationskurse bis hin zu Klosterexerzitien.

Bei gleichzeitig hoher Sportneigung bieten sich Mannschaftssport oder gemeinsame Sportaktivitäten besonders mit der Familie an.

Bei hoher Aktivierbarkeit würde vielleicht ein Bastelnachmittag mit der Familie gut funktionieren. Bei hohem sozialen Bedarf und niedriger Erregbarkeit fühlen Sie sich nach Feierabend mit einem Glas Bier in einer gut gelaunten Menschenmenge im Irish Pub möglicherweise richtig wohl.

Intellektuell-musische Betätigung

Hier helfen Ihnen vor allem Ihre Gedanken, ruhig und entspannt zu werden. Die Beschäftigung mit Kunst oder Literatur, Gespräche mit Tiefgang, das Genießen ästhetischer Gebäude oder Räume oder der Schönheit der Natur – dies alles gefällt Ihnen und lässt den Stress abfallen. Sie entspannen sehr gut beim Lesen anspruchsvoller Literatur, beim Hören schöner Musik oder beim Besuch von Kulturveranstaltungen. Wenn es nicht volle zwölf Punkte sind, dann erreichen Sie Ihr Ziel vielleicht auch mit dem neuesten Harry-Potter-Roman auf dem Sofa. Gut funktionieren auch Entspannungsverfahren, mit denen Sie durch die Kraft der Gedanken den Parasympathikus aktivieren. Autogenes Training oder Phantasiereisen sind wie für Sie gemacht.

Kommt eine starke Ausprägung in sozialer Wärme und Aktivierbarkeit dazu, dann könnten Sie beim

Schachspielen hervorragend entspannen. Fehlt das ausgeprägte soziale Bedürfnis, wäre es vielleicht besser Sudoku.

Sind Sie ausgesprochen sportlich, passt in diesem Fall Joggen im Wald oder auch entspannende Gymnastik mit kulturellen und ästhetischen Hintergründen, wie sie viele fernöstliche Methoden bieten: Yoga, Qigong oder Tai-Chi, um nur eine Auswahl zu nennen. Haben Sie es nicht so sehr mit dem Sport, eignet sich eher Wandern in schöner Natur.

Mit hoher Aktivierbarkeit und einem hohen sozialen Anteil könnten am Feierabend das Glas Prosecco oder ein Espresso in einer schicken Bar gute Dienste tun. Ist die Erregbarkeit dominant, dann kaufen Sie sich besser eine schicke Espressomaschine für zu Hause, wo Sie den Kaffee dann zusammen mit Ihrem Partner genießen können.

Bei hoher Erregbarkeit und einem hohen Bedarf an intellektuell-musischer Betätigung wären die Donaueschinger Musiktage mit vielfältigen abstrakten und intellektuellen Hörexperimenten das Richtige. In weniger ausgeprägten Fällen sind eher die Klangliege mit sanften Gongklängen zu empfehlen. Kommt dazu ein hoher Bedarf an sozialer Wärme, dann rate ich zum Gesangverein. Und schließlich auch noch ein hoher Wert bei der Aktivierbarkeit, dann überleben Sie sogar das Oktoberfest.

Sie sehen, man kann mit seinen Anteilen in den verschiedenen Mañana-Bereichen auf viele Ideen kommen. Sie können auch Ihre Zone und die Ihres Partners oder die Ihrer Familienmitglieder übereinanderlegen, um zu erkennen, welche Mañana-Maßnahme für alle passen würde (Sie können den Test auch unter www.manana-kompetenz.de downloaden). Am besten, man schreibt sich einmal fünf Mañana-Maßnahmen auf, die in die eigene Mañana-Zone passen und sich gut im Bauch anfühlen. Dann wird man sich auch darauf freuen und kann immer auf eine gewisse Auswahl zurückgreifen.

Nun wissen Sie, in welcher Mañana-Zone Sie am besten Mañana-Kompetenz erreichen. Es geht jetzt darum, wann Sie diese Mañana-Kompetenz gezielt in Ihr Leben einfließen lassen, damit Ihr Parasympathikus regelmäßig seine Chance bekommt. Dem widmet sich nun das folgende Kapitel.

6 Mañana-Rituale

Wie Rituale Mañana-Kompetenz befördern

Waren die Menschen früher gläubiger als heute? Tante Paula jedenfalls ging täglich in die Frühmesse, jahrzehntelang. Heute wäre sie 117 Jahre alt. Damals hatte sie zu Hause fünf Kinder, einen kleinen Bauernhof mit vier Kühen und einen kleinen Acker nebst Mann zu versorgen. Man kann sich heute kaum vorstellen, wie Tante Paula rund um die Uhr gefordert war. Ihr Mann war Schreiner und half mit auf dem Hof, Haushalt allerdings war damals hundertprozentig Frauensache. Vielleicht war Tante Paula ja besonders fromm, aber in der Kirche fand sie vor allem eines, was sie zu Hause nicht hatte: endlich Ruhe. Endlich innehalten, Gedanken sammeln, sich erholen und auf den kommenden Tag einstellen. Sicher ist ihr auch die eine oder andere gute Idee in der Kirche gekommen. Zu Hause? Keine Chance. Aus unserer Sicht lässt sich sagen: Tante Paula hatte ihr tägliches Mañana-Ritual, das ihr half, bei all dem Stress nicht zusammenzubrechen. Der regelmäßige Gang zum Gottesdienst war und ist für viele ein Mañana-Reservat erster Güte. Aber wer geht heute noch in die Kirche?

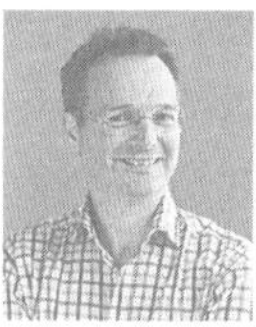

Das Leben war früher sicher kein Honigschlecken, aber Mañana-Rituale kamen regelmäßiger vor als heute. In der Außenwelt gab es viele Stimuli, die dazu beitrugen, dass die Menschen ihre Arbeitsanspannung herunterfahren und langsam entspannen konnten. Der vom Handy ungestörte Gang zum Mittagessen, der berechenbare Feierabend, die internet- und fernsehfreien Abende, die regelmäßig in einem Verein, an einem Stammtisch oder mit einem Hobby verbracht wurden – all dies rhythmisierte das Leben, der Parasympathikus hatte seinen festen Platz. In dieser Lebenssituation wurden zwar auch Arbeitsphilosophien geprägt, wie »Wer rastet, der rostet«. Niemand stellte jedoch in Zweifel, dass die Nacht zum Schlafen und nicht zum e-mailen, der Sonntag zum Ruhen und nicht zur Arbeitsvorbereitung und der Abend für die Familie da war. Auch feste, regelmäßige Vesper- und Mittagspausen stellte niemand in Abrede. »Ora et labora« bedeutete genauer betrachtet: Arbeite, aber nimm dir auch regelmäßig Zeit zur Reflexion. Die über Erziehung selbstverständlich mitgegebene Arbeitsdisziplin konnte auf diese Weise umgesetzt werden, ohne den Schaden anzurichten, den wir heute bei so vielen Menschen erleben. Denn während »labora« bedeutete, sich aktiv anzustrengen, konnte man sich bei »ora« darauf verlassen, dass man regelmäßige Mañana-Rituale geboten bekam und dass sogar ein gesellschaftlicher Druck bestand, diese auch in Anspruch zu nehmen. Regelmäßiges Herunterfahren wurde quasi von außen verordnet.

Wie wäre die Situation für Tante Paula, würde sie heute leben (oder auch Onkel Paul, wenn er eine Elternauszeit nehmen würde)? Oft räumlich abgeschnitten von elterlicher und geschwisterlicher Unterstützung, ist die Kinderbetreuung ein ständiger Nervenkrieg. Transport- und Terminkoordination werden immer anspruchsvoller, wenn man den Kindern einen optimalen Lebensstart bieten möchte. Nicht trotz, sondern weil es mit E-Mail, SMS, Festnetz, Handy immer schnellere Kommunikationswege gibt. Muss man aus finanziellen Gründen und/oder weil man sich eine kleine eigene Berufswelt erhalten möchte, einen Teilzeitjob ausüben, bleibt für den Parasympathikus kaum noch Zeit übrig. Und Kirchgang gibt es schon lange nicht mehr.

Kein Arbeitstag gleicht heute dem anderen

Wie sieht es heute zum Beispiel in Unternehmen aus? Führungskräfte, also Mitarbeiter mit Personalverantwortung inklusive hoch qualifizierte Fachkräfte, gibt es allein in Deutschland in der Privatwirtschaft zirka vier Millionen.[62] Sie müssen heute vielfach einem neuen Aufgabentyp entsprechen. Man arbeitet hochvirtuell über Internet in verschiedensten Projektgruppen, deren Mitglieder man persönlich kaum noch zu Gesicht bekommt und deren Zuständigkeiten und Berichtswesen ständig auch zwischen verschiedenen Unternehmen wechseln. Dabei ist es selbst in kleineren Betrieben normal, global zu arbeiten. Das hat Reisen in verschiedene Zeitzonen und Telefonkonferenzen mit Japan, China, Indien, USA am Abend oder sehr früh am Morgen zur Folge. Kein Tag gleicht dabei dem anderen. Und das ist problematisch, denn Regelmäßigkeit und Berechenbarkeit helfen bei hoher Belastung, den Sympathikus-Level zu dämpfen, während unkontrollierbarer Wechsel und Unberechenbarkeit den Stresslevel noch erhöhen.[63]

In dieser komplizierten und sich ständig ändernden Umgebung arbeitet man aber weiter mit traditionellen Kompetenzmustern. Wie früher ist es vor allem die Fähigkeit, möglichst effektiv und diszipliniert zu arbeiten – labora –, die während der Ausbildung und auf Seminaren trainiert wird. Also wie man am besten den Sympathikus aktiviert und Leistungsstimuli setzt. Das gleichzeitige Wegfallen von verordneten äußeren Ruheritualen – ora – wurde jedoch nicht mit einer eigenen Fähigkeit, diese Ruhephasen selbst zu aktivieren, kompensiert. Dies führt dazu, dass Zeitinseln für Ruhe und Muße, die möglicherweise da wären, nicht genutzt werden, weil man es nicht gelernt hat. Oder wie es ein Seminarteilnehmer einmal treffend formulierte: »Wir könnten schon öfter entspannen und uns auch die Zeit dafür nehmen, aber mal ehrlich, für uns ist doch nichts einfacher, als zu arbeiten.« Was also heute fehlt, ist Mañana-Kompetenz. Als Folge sehen wir die vielfältigen Erschöpfungs- und Demotivationsprobleme sowie die Beschädigung sozialer Netze.

Um dies zu ändern, reichen Rituale alleine nicht aus. Aber in Verbindung mit regelmäßigem Parasympathikus-Training entsteht Mañana-Kompetenz und damit die Chance auf ein beruflich erfülltes *und* privat zufriedenes Leben. Der heute übliche Umgang mit dem an sich gut gemeinten Begriff »Work-Life-Balance« stellt ein großes Missverständnis dar. Seit der Begriff in den späten Siebzigern die Vereinbarkeit von Arbeit und Privatleben als wichtige Voraussetzung für ein zufriedenes Leben und dauerhafte Leistungsfähigkeit einfordert, wird in zahlreichen Büchern und Seminaren betont, wie wichtig es sei, neben den beruflichen auch regelmäßige private Aktivitäten einzuplanen. Doch wie sieht das unter den Bedingungen erhöhter

Effektivität und perfektionierten Selbstmanagements aus? »Life-Balance-Aktivitäten«, angefangen bei Massagen über Sport, Entspannungstechniken bis hin zu sozialen Aktivitäten, werden genauso wie berufliche Ziele zeitoptimiert im Terminkalender eingeplant. Die Umsetzung erfolgt dann unter Sympathikus-Anspannung. So wird aus »ora« dann heute Wellnessstress.

Der Anstieg psychosozialer Beschwerden bei beruflich und familiär geforderten Menschen fällt auf. Wenn große Beratungsunternehmen neue Mitarbeiter gewinnen möchten, liegt es deshalb durchaus im Trend, nicht nur mit dem Versprechen einer steilen Karriere, sondern auch einer perfekten Work-Life-Balance zu punkten. In einer entsprechenden Werbekampagne der schweizerischen Treuhandkammer soll dann auch Stefan K., der Senior Manager eines großen Wirtschaftsprüfungsunternehmens, besonders »sexy« rüberkommen. Und zwar sowohl durch die Aufzählung beeindruckender beruflicher Erfolge als auch mit Aussagen wie: »In seiner Freizeit bringt er Freunde und Familie, Golf und Jazz-Combo unter einen Hut.«[64] Uns fiel die spezielle Ausstrahlung des Vorzeigemitarbeiters auf. Neben einer gewissen beruflichen Souveränität wirkt er mit Anfang vierzig erschöpft und leicht frustriert. So sehen es auch unsere Seminarteilnehmer, wenn wir ihnen die Anzeige zeigen.

Es ist zwar schön, wenn Unternehmen erkennen, dass langfristig ein funktionierendes Privatleben notwendig ist für gesunde und motivierte Mitarbeiter. Ein Privatleben aber, das Entspannung, Kräftesammeln und die Sicherung sozialer Netze ermöglicht, braucht ein anderes Kompetenzmuster als Effektivität auf Teufel komm raus. Eine so verstandene Work-Life-Balance verschlimmert das Problem des daueraktivierten Sympathikus noch. Heraus kommt dabei lediglich, dass man mit privaten Vorzeigeaktivitäten punktet, mit denen es sich zwar angeben, aber nicht unbedingt erholen lässt. Es ist nicht entscheidend, ob ich es schaffe, täglich eine Stunde »Ichzeit« (so heißt das in der Managersprache) in meinen vollen Terminkalender hineinzuquetschen. Viel wichtiger ist es, dass ich die Fähigkeit besitze, meinen Parasympathikus gezielt zu aktivieren, und zwar wann immer ich die Möglichkeit dazu habe. Sie schaffen das persönlich am besten mit Maßnahmen Ihrer ganz persönlichen Mañana-Zone. Dann kann es eben sein, dass Steinpyramiden schichten oder auf dem Sofa liegen viel besser für Sie passt als Golfspielen.

Auf dem Weg zur Mañana-Kompetenz sind feste Rituale besonders dann hilfreich, wenn wir von einem Lebensbereich in einen anderen wechseln. Mithilfe der Rituale können wir uns viel besser auf die neue Situation einstellen und adäquat reagieren. Wir möchten Ihnen nun drei Mañana-Rituale vorstellen, mit denen Sie Ihre Mañana-Kompetenz regelmäßig trainieren können: mittags vor dem Essen, nach Feierabend und im Urlaub. Gelingt dies, ist das schon die halbe Miete, um vom Hochgeschwindigkeitszug nicht überrollt zu werden.

Mittagsritual

Auch bei Tisch wurde früher zunächst gebetet, bevor man reinhaute. Die medizinische Begründung haben wir ja erläutert: Mit aktiviertem Parasympathikus verdaut sich's besser. Und heute? Der Caterer eines großen

Börsenunternehmens schildert mir seine Verzweiflung, als sich in dem schönen, neu eröffneten Betriebsrestaurants, das mit Marmortheken, Ethnofood und Espressobar voll im Trend ausgestattet war, kein Börsianer blicken ließ: »Sie waren einfach nicht von ihren Bildschirmen wegzubekommen.« Schließlich wurden Sandwichwagen entwickelt: »Wir haben die entsprechenden Lunchpakete direkt zwischen die Sichtachse Augen – Computerbildschirm platziert. So konnten sich die Mitarbeiter ein Paket greifen, ohne die Augen vom Bildschirm nehmen zu müssen«, erzählt der Mann und kann es fast selbst nicht glauben. So gelang es, auch diese Berufsgruppe mit genügend Kalorien zu versorgen und vor dem Hungerkollaps zu retten. Sodbrennen und Völlegefühl inbegriffen.

Es fällt heute schwer, ruhig zu essen. Kein Wunder: Unter Sympathikus-Dauerfeuer hat man Probleme damit, sich an den Tisch zu setzen, das Essen wahrzunehmen, die Bissen gründlich durchzukauen, um anschließend gut zu verdauen. Zu schnell lässt man sich ablenken, greift gerne während des Essens zum Handy und nimmt am besten das Sandwich gleich am Arbeitsplatz ein, dann braucht man ihn nicht zu verlassen. Erfahrungsgemäß geht das nicht lange gut. Deshalb: Wer beruflich engagiert arbeitet und trotzdem nicht gestört werden will von Verdauungsbeschwerden, sollte vor der mittäglichen Mahlzeit Mañana-Kompetenz walten lassen. Kurz die Bürotür schließen, die Fenster aufmachen, sich strecken oder vielleicht die Schlagzeilen der Lieblingszeitung durchblättern, in Gedanken zum letzten Urlaub zurückgehen. All dies lädt dazu ein, den Parasympathikus im Sinne eines modernen Tischgebetes zu aktivieren, um danach bes-

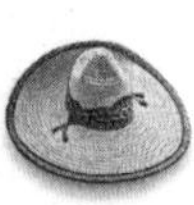

ser verdauen zu können. So ist man nachmittags leistungsfähiger und wird nicht so sehr von Müdigkeit geplagt wie nach einem schnell heruntergeschlungenen Mahl. Bitte also auf dem Weg in das Betriebsrestaurant keine Telefonate, keine beruflichen Gespräche mehr führen. Ganz besonders toll ist die Unsitte, Teammeetings im Restaurant abzuhalten. So hat der Parasympathikus keine Chance. Wenn Gespräche, dann keine Probleme wälzen, sondern sich über angenehme Dinge unterhalten. Vielleicht könnte man ja die Ex-Raucherzonen in den Betriebsrestaurants in Mañana-Reservate umwandeln. Wer dort sitzt, möchte nur begrüßt werden, aber ansonsten in Ruhe essen dürfen.

Das gilt übrigens auch für zu Hause. Schulprobleme besser nicht am Tisch besprechen. Sicher ist es auch schwierig, für zwei kleine Kinder zu sorgen und dabei selbst in Ruhe zu essen. Besonders wenn Sie unter Verdauungsbeschwerden leiden, sollten Sie probieren, zeitlich getrennt von Ihren Kindern zu essen, etwa wenn diese Mittagsschlaf machen. Und vorher bitte ein kurzes Mañana-Ritual. Suchen Sie sich dazu ein passendes aus Ihrer Mañana-Zone aus.

Feierabendritual

»Wer von Ihnen fährt abends nach der Arbeit mit dem Gefühl nach Hause, er hätte alles erledigt, jeden zurückgerufen, jede E-Mail beantwortet?«

Wenn ich diese Frage in meinen Seminaren stelle, meldet sich selten jemand. Dann frage ich: »Liegt das daran, dass Sie zu faul oder unfähig sind, um alles erledigen zu können?« Selbstverständlich verwahren sich die Seminarteilnehmer gegen solch eine Unterstellung.

Tatsächlich ist das Gegenteil der Fall. Dennoch gehen viele mit dem Gefühl nach Hause, man hätte noch mehr machen müssen. Es ist heute aber aufgrund der Komplexität der Anforderungen einfach nicht mehr möglich, alles zu erledigen, was den Tag über anfällt. Falls es Ihnen auch so geht, möchten wir Sie beruhigen. Mit diesem Gefühl, nicht alles erledigt zu haben, das Büro zu verlassen ist heute der Normalfall. Es ist also nicht Ihre Schuld, sondern liegt in der Natur der Sache. Deshalb dürfen, ja müssen Sie sich ein Mañana-Ritual am Feierabend gönnen. Nur so können Sie auf Muße und Ruhe umschalten, um offen zu werden für die Belange von Familie und Freunden. Andernfalls wird es Ihnen sehr schwerfallen, sich für anderes und andere zu interessieren. Und das merken die sofort.

In meine Praxis kommen regelmäßig ehemalige Führungskräfte, die einen Check-up machen lassen wollen. Auf meine Frage, ob es etwas gibt, was sie heute anders machen würden, werden meist nicht viele Dinge genannt. Eines sagt aber jeder, der Kinder hat: »Ich bereue, dass ich das Heranwachsen meiner Kinder verpasst habe. Ich war kaum zu Hause.« Und zwar auch dann, wenn sie körperlich anwesend waren. Wir plädieren deshalb dringend dafür, bei jungen Müttern und Vätern einen Mama- oder Papa-Feierabend einzuführen. An diesem Tag soll der arbeitende Papa oder die arbeitende Mama früher, etwa um 17 Uhr, zu Hause sein, um den oder die Kleinen vom Partner zu übernehmen, der dann auch einen frühen freien Abend pro Woche ohne Kinder zur Verfügung hat. Eine Maßnahme von vielen möglichen, um zu verhindern, dass die Mütter und Väter später das schmerzhafte Gefühl haben, Wichtiges versäumt zu haben. Und vorher bitte wieder 15 Minuten ein Feierabend-Mañana-Ritual aus Ihrer Mañana-Zone praktizieren, damit das Umschalten und die Vorfreude so richtig klappen.

Bei älteren Kindern entscheidet nicht die Anzahl der von Ihnen organisierten Aktivitäten darüber, ob Sie Ihren Elternpflichten nachkommen. Am Wochenende sechs Termine unterzubringen, an denen die Kinder zu Sommerfesten, Fechttournieren, Fußballturnieren, Musikproben gefahren werden müssen, ist heute eine oft beobachtete organisatorische Meisterleistung gut strukturierter Eltern. Sie setzen dazu die gleichen Fähigkeiten ein, wie sie auch im Beruf gefordert werden. So wird der Sympathikus-Druck auch ins Wochenende transportiert. Eltern haben heute ein schlechtes Gewissen, wenn der Start ihrer Kinder ins Leben nicht optimal gefördert wird. Um nichts zu verpassen, lernen heute Kinder Judo, Karate, Kickboxen, Ballett, Theater oder Fechten, Tennis, Reiten und mindestens zwei Instrumente. Wir glauben auch, dass es für Kinder wichtig ist, ihren Talenten gemäß gefördert zu werden. Geschieht dies jedoch von Anfang an auf Kosten von Mañana-Kompetenz, werden Kinder kaum die Chance haben, sich später an behagliche Momente in der Kindheit zu erinnern. Wie meine Mitautorin Maja Storch in ihrem Kirschbaum. Und das wäre doch schade, oder? Mehr Mañana-Kompetenz ohne Leistungs- oder Effektivitätsdruck und regelmäßig Zeit zum gemeinsamen Herumhängen und Austausch würden vielen Familien guttun.

Kurz und gut: Wir sehen Mañana-Kompetenz nach Feierabend (und am Wochenende) als die zentrale Fähigkeit an, Beruf und Familie erfolgreich zu verbinden. Erst wenn man abends abschalten kann, ist es möglich, ernst zu nehmen, was die Familie umtreibt, und Interesse an der Lebenswirklichkeit der anderen aufzubringen, um dafür auch Unterstützung und Anteilnahme zurückzubekommen. Wichtig ist es also, Ihren Parasympathikus zu aktivieren, bevor Sie sich nach der Arbeit der Familie zuwenden. Lieber kommen Sie 15 Minuten später nach Hause, dafür aber innerlich präsent. Ein paar Beispiele für erfolgreiches Gelingen:

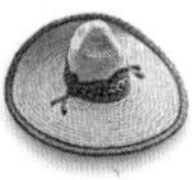

- Nach Feierabend halte ich immer an meiner Lieblingsespressobar an. Wenn ich den Espresso am Gaumen spüre, stellt sich bei mir das Mañana-Kompetenzgefühl ein.

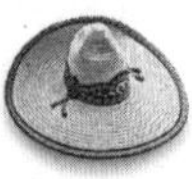

- Ab einem bestimmten Ortsschild schalte ich das Autotelefon ab. Ich schiebe eine CD mit entspannender Musik ein und beginne, mich auf meine Familie zu freuen.

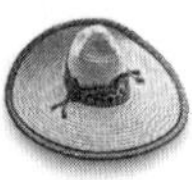

- Oder ganz professionell: Abends ordne ich meinen Schreibtisch. Ich notiere mir dann die drei wichtigsten Dinge für den nächsten Tag, damit ich zu Hause nicht daran denken muss. Dann trinke ich ein Glas Wasser und drücke genüsslich auf den Ausschaltknopf des Computers. Dabei denke ich laut: Ich habe alles gegeben, morgen geht's weiter. Mañana!

Urlaubsritual

Ich arbeitete einmal in einer Naturheilkundeklinik, in der die klassischen Methoden des Parasympathikus-Trainings, wie Kneippgüsse, Massagen, Bäder und viele Bewegungs- und Entspannungsmethoden, angewandt wurden. Zu uns kamen viele dauergestresste, erschöpfte Patienten, meist geschickt vom Ehepartner oder Chef. Diese Patienten hielten es anfangs schlicht für unmöglich, es vier Wochen an diesem Ort auszuhalten. Im Allgäu, umrahmt von hohen Bergen, damals noch ohne Handy und Internetmöglichkeiten, schien es ihnen unvorstellbar, in den vier Wochen nicht vor Langeweile zu sterben. Bei diesen Patienten wusste ich, dass ich sie die ersten zwei Wochen mit Sport, Massagen und Kneipp'schen Anwendungen körperlich gut beschäftigen musste. Bei fast allen habe ich erlebt, dass sich in der dritten Woche etwas verändert hat. Plötzlich äußerten viele den Wunsch, zwei Wochen zu verlängern. Wer seinen Sympathikus jahrelang auf Hochtouren gehalten hat, braucht als Minimum zwei Wochen, um richtig abschalten zu können. Erst dann denkt er beim Blick auf die Berge und Seen nicht mehr an seine Mailbox. Erst dann hat der Parasympathikus die Chance, durchzukommen und seine ausgleichende Wirkung zu entfalten. Erst dann haben Sie vollen Selbstzugang und können die Dinge so reflektieren, dass Sie im Mittelpunkt stehen.

Deshalb ist es insbesondere für solche Menschen eine Unsitte, nur eine Woche in Urlaub zu fahren oder ihn am Jahresende verfallen zu lassen, wie in vielen modernen Unternehmen heute üblich. So wird es nicht gelingen, den Urlaub für den erholsamen Ausgleich und das Auftanken körperlicher und mentaler Ressourcen zu nutzen. Deshalb fahren Sie einmal im Jahr zwei oder besser drei Wochen weg. Lassen Sie sich das nicht nehmen. Und machen Sie keinen Segel-, Tauch-, Jagd-, Flug- oder Angelschein. In Ihrem Urlaub zählt nicht die effektive Nutzung von Zeiteinheiten, sondern

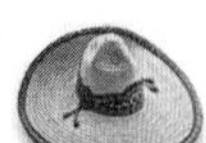

trainieren Sie Mañana-Kompetenz anhand der Maßnahmen aus Ihrer Mañana-Zone.

Sie kennen nun die richtigen Mañana-Maßnahmen aus Ihrer Mañana-Zone, und Sie wissen nun, dass Sie diese am besten regelmäßig in gezielt eingeplanten Mañana-Ritualen trainieren können. Neben den drei Vorschlägen gibt es natürlich noch weitere immer wiederkehrende Umsteigesituationen, bei denen sich Mañana-Rituale anbieten. Dabei Regelmäßigkeit in den Alltag einzuführen hört sich einfach an, hat aber seine Tücken. Das liegt daran, dass der Alltag versucht, sich auf Ihre Gewohnheiten Zugriff zu verschaffen. Wie Sie sich dagegen erfolgreich wehren können, erfahren Sie im nächsten Kapitel.

7 Priming
Wie man Mañana-Kompetenz in sein Leben bringt

Aus welchem Grund auch immer Sie sich nun entschlossen haben, Mañana-Kompetenz in Ihr Leben zu bringen, sei es ein psychologischer oder ein medizinischer: Jetzt geht es an die Umsetzung. Hier drohen einige Gefahren. Die Hauptgefahr besteht darin, dass unsere Kultur die Mañana-Kompetenz nicht unterstützt, sondern behindert. Das ist nicht in allen Kulturen so. Kürzlich fiel uns ein bezauberndes Buch in die Hände, das von »Inemuri« handelt, der Fähigkeit der Japanerinnen und Japaner, in einen kurzen Schlaf zu verfallen, egal, wo sie sich gerade befinden.[65] Was uns an der Idee des Inemuri so gut gefällt, ist die Tatsache, dass man in Japan dieses kleine Nickerchen auch in einer Sitzung machen darf. Niemand schaut einen dort scheel an, wenn man kurz den Kopf vornübersinken lässt und ein wenig wegschlummert.

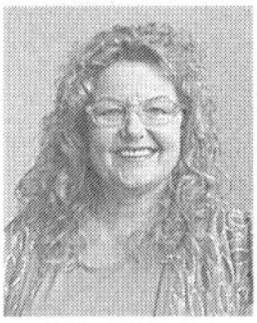

In der westlichen Welt hat es sich inzwischen zwar auch herumgesprochen, dass ein Mittagsschlaf guttut. Denn es gibt Studien, die klar zeigen, dass die Leistungsfähigkeit ansteigt, wenn man im Mittagstief eine kleine Ruhepause macht.[66] Aber hat das irgendwelche Konsequenzen für den Arbeitsalltag in der westlichen Welt? Wir waren bisher in nur wenigen Unternehmen, die für einen Mittagsschlaf Räume zur Verfügung stellten. Amüsant dabei ist die Tatsache, dass man die Ruhepause über Mittag nicht »Mittagsschlaf« nennt, sondern dass sie unter der Bezeichnung »Power-Nap« in die Welt der Wirtschaft Einzug hält. Die Wortwahl zeigt, dass der Vorgang der Ruhe mit Aktivitätsmetaphern getarnt werden muss, um akzeptabel zu sein. Aber auch das Tarnwort »Power«, das die Ruhepause an unser Aktivitäts- und Leistungsideal anpasst, hat bisher noch nicht dazu geführt, dass der Mittagsschlaf zur Normalität wurde. Im Gegenteil. Wann immer wir Seminare geben und eine Mittagspause von eineinhalb Stunden ansetzen, erheben sich kritische Stimmen im Kreis der Teilnehmenden, die einfordern, die Mittagspause auf 30 Minuten zu verkürzen. »Das ist doch Zeitverschwendung, so lange nichts zu tun, diese Zeit kann man doch effektiver nutzen!«

Pause machen ist *keine* Zeitverschwendung, so viel sollte inzwischen klar geworden sein, sowohl aus psychologischer als auch aus medizinischer Sicht. Pause machen ist eine Fähigkeit, die heute bei uns gelernt und trainiert werden muss. Pause machen ist schlicht notwendig für den Selbstzugang und die psychologische Zufriedenheit. Ebenso für die körperliche Gesundheit und den Erhalt der Leistungsfähigkeit. Das ist, so hoffen wir, durch dieses Buch klar geworden. Nun geht es darum, sich in einer Umgebung, die nicht auf Mañana-Kompetenz eingestellt ist, seine Mañana-Pausen zu verschaffen.

Das ist aus verschiedenen Gründen nicht ganz so einfach. Eine Schwierigkeit besteht in der Fähigkeit unseres Gehirns zum unbewussten Lernen. In der Wissenschaft benennt man diesen Vorgang mit dem englischen Wort »Priming«.[67] Das menschliche Gehirn ist den ganzen Tag damit beschäftigt, seine Umgebung wahrzunehmen. Aber nur ganz wenig von dem über den Tag hinweg Wahrgenommenen gelangt dem Menschen zu Bewusstsein. Vielmehr hinterlässt vieles von dem, was den Menschen umgibt und mit was er sich beschäftigt, Spuren im Gehirn und versetzt ihn in Bereitschaft, bestimmte Dinge zu tun, ohne dass er sich jemals bewusst dazu entschlossen hätte.

Probieren Sie einmal folgendes kleine Experiment aus. Wir geben Ihnen vier Fragen, die Sie möglichst schnell beantworten sollen.

Welche Farbe haben die Wolken?
Antwort: ____________________

Welche Farbe hat ein Brautkleid?
Antwort: ____________________

Welche Farbe hat Schnee?
Antwort: ____________________

Was trinkt die Kuh?
Antwort: ____________________

Haben Sie an »Milch« als letzte Antwort gedacht? Oder wollten Sie an »Milch« denken, haben sich aber blitzschnell zur Räson gerufen, sich korrigiert und korrekterweise »Wasser« geantwortet? Was bringt Menschen dazu, auf die einfache Frage: »Was trinkt die Kuh?« mit der Antwort »Milch« zu liebäugeln? Es war ganz einfach Priming im Spiel. Ihr Gehirn wurde durch die vorhergehenden Fragen auf das Thema »weiße Farbe«

eingestellt. So wurde eine Spur gebahnt, für alles, was weiß ist. Und die Spur für Weiß führt zusammen mit der Erinnerung an »Kuh« und »trinken« nun mal schneller zu »Milch« als zu »Wasser«. Sie können dieses Experiment auch mit Freunden durchführen, jeder muss in irgendeiner Form mit der Antwort »Milch« kämpfen. Manchen rutscht das Wort »Milch« gleich heraus, manche antworten mit »Wasser«, müssen auf Nachfrage aber zugeben, dass die Milch ihnen zuerst in den Sinn kam.

Ein paar Experimente

Zu Priming gibt es interessante wissenschaftliche Experimente. Beispielsweise verhalten sich Personen bei einem Spiel nach dem Prinzip von Monopoly wettbewerbsorientierter, mehr auf den eigenen Vorteil bedacht und knickriger gegenüber anderen, wenn sie es in einer Umgebung spielen, in der sich Gegenstände aus dem Businessalltag befinden. Bürostühle oder Aktenkoffer sind zum Beispiel Gegenstände, die wettbewerbsorientiertes Verhalten auslösen.[68] Man kann sich die Wirkung von Priming so vorstellen, als gäben die Umgebungsbedingungen dem Gehirn ein Motto vor. Im geschilderten Fall war es das Motto »Business«. Der Mensch nimmt dieses Motto wahr, es wird ihm allerdings nicht bewusst.

Priming-Experimente funktionieren bereits auf der Ebene von Worten. In einem Forschungsprojekt gab der Psychologe Bargh[69] den Versuchspersonen eine Aufgabe, welche die Personen auf ein bestimmtes Motto primen sollten, ohne dass diese etwas davon mitbekamen. Sie sollten einzelne Worte zu Sätzen zusammenbauen. Man erzählte ihnen zur Tarnung die Geschichte, es handele sich hierbei um ein sprachwissenschaftliches Experiment. Die eine Gruppe von Versuchspersonen bekam neutrale Worte – wie Baum, Milch, Wolke, Stuhl – und sollte Sätze daraus bilden. Die andere Gruppe von Versuchspersonen bekam nur Worte, die sich auf das Thema »Alter« bezogen. Zum Beispiel: Corega Tabs, Rollstuhl, weiße Haare, Rente, Florida. Durch das Arbeiten mit altersbezogenen Worten wurden im Gehirn die Spuren für »Alter« gelegt.

Was haben die findigen Forscher gemessen, um die Auswirkungen des Alters-Primings zu untersuchen? Sie stoppten die Zeit, die die Versuchspersonen benötigten, um den Gang hinunterzugehen, wo sie im Sekretariat ihr Honorar für die Teilnahme am Experiment beziehen konnten. Das Ergebnis ahnen Sie vielleicht schon. Die Versuchspersonen, in deren Gehirn das Motto »Alter« aktiviert worden war, bewegten sich deutlich langsamer den Flur hinunter als die Versuchspersonen, die neutrale Worte zu bearbeiten hatten. Um es noch einmal zu betonen: Den teilnehmenden Personen war zu keinem Zeitpunkt bewusst, dass sie sich tatsächlich mit dem Thema »Alter« beschäftigt hatten. Sie wussten auch nicht, dass sie von der Versuchsleitung absichtlich manipuliert worden waren. Ihrer eigenen Ansicht nach liefen sie ganz normal den Gang hinunter, nachdem sie an einem sprachwissenschaftlichen Experiment teilgenommen hatten. Das Priming entfaltet seine Wirkung, *ohne dass der Betreffende davon etwas merkt.*

Warum sind solche Experiment so wichtig für die Umsetzung von Mañana-Pausen im Alltag? Weil Sie, solange Sie in unserer Kultur leben und arbeiten, vermutlich viel öfter am Tag auf Schnelligkeit, Pflichterfüllung, Hast und Eile geprimt werden als auf Ruhe, Pause, Auftanken oder Aufmerksamkeit auf die eigenen Bedürfnisse richten. Wer deshalb damit beginnen will, den eigenen Tag so zu gestalten, der muss dafür sorgen, dass der Parasympathikus regelmäßig zum Einsatz kommt. Er muss dem allgegenwärtigen auf Hast und Eile ausgerichteten Alltags-Priming das eigene Priming entgegensetzen.

Am Rande erwähnt sei die Tatsache, dass die Ersten, die sich für die Effekte von Priming interessiert haben, die Werbefachleute waren. Darum erscheinen auch viele Artikel über Priming in Fachjournalen über Konsumentenforschung.[70] Wenn in Kaufhäusern französische Akkordeonmusik am Weinregal gespielt wird, werden mehr französische Weine gekauft. Jeder Kugelschreiber, der eine Werbeaufschrift enthält, ist ein Versuch, in Ihrem Gehirn eine Spur zu legen, die zu dem Produkt führt, das auf dem Kuli verzeichnet ist. Ein Weltmeister im Priming ist auch die Kirche. Glockenläuten alle Viertelstunde, hohe, weit sichtbare Kirchtürme, Kruzifixe in öffentlichen Gebäuden – Werbefachleute würden für solch eine Präsenz viel Geld lockermachen.

Selbstpriming

Wie primt man sich nun selbst? Indem Sie Ihren gesamten Alltag mit Erinnerungshilfen spicken. Das hat viel mit Strategie und Überlegung zu tun. Sie müssen Ihrem Gehirn eine Spur durch den Tag legen, durch die es immer wieder an das Thema Mañana-Kompetenz erinnert wird. Dazu müssen Sie sich zunächst ein paar Primes einfallen lassen. Am besten funktioniert dies, wenn Sie sich ein Bild suchen, das für Sie persönlich eine gute Erinnerung an die Mañana-Verfassung darstellt. Sie sollten sich für ein Bild entscheiden, das die Erinnerung an Ihre gewünschte Gemütsverfassung möglichst einfach und gefühlsmäßig ganz direkt aufrufen kann. Also keine komplizierten Gedankenspiele, sondern etwas, mit dem Sie unverzüglich eine Erinnerung mobilisieren können. Das macht es Ihrem Gehirn und dem Körper einfacher, eine körperliche Reaktion zu produzieren. Und eine körperliche Reaktion ist das, was Sie brauchen, denn Sie möchten ja Einfluss auf den Parasympathikus nehmen.

Nach welcher Art von Bild soll man suchen? Was den Inhalt betrifft, so ist das von Mensch zu Mensch völlig unterschiedlich. Eine Eventmanagerin in einem Kosmetikkonzern wählte das Bild eines Lavendelfelds in der Provence. »Wenn ich dieses Bild anschaue, rieche ich förmlich den Lavendelduft und werde sofort ruhig«, war ihr Kommentar. Ein Familienvater nahm das Bild einer Hängematte unter Palmen am Strand. »Mich erinnert das an meine Tauchurlaube in der Karibik, da habe ich immer ein prima Mañana-Gefühl«, erklärte er dazu. Eine Architektin kam mit dem Bild einer Bergwiese mit hohem Gras und vielen wilden Blumen in die Teilnehmerrunde zurück. »So eine Wiese war in meiner Kindheit hinter unserem Haus. Ich habe mich als kleines Mädchen da reingelegt, auf den Rücken, in die Sonne geblinzelt und das frische Gras gerochen. Dieses Gefühl will ich wieder haben.« Der Geschäftsführer einer Firma für Sanitärbedarf war von einem Bild begeistert, das einen großen Braunbären zeigte, der über einem Stamm liegt und sichtlich entspannt eine Siesta hält. »Genau das will ich können. Alle Viere von mir strecken und nur noch relaxen«, schwärmte er. Ein junger Orthopäde mit eigener Praxis wollte sich speziell im Umgang mit seinen Patienten in Mañana-Kompetenz üben, ganz besonders dann, wenn das Wartezimmer voll war und er unter Zeitdruck geriet. Er kam, bis über beide Ohren grinsend, mit einem Bild der Zeichentrickfigur »Pink Panther« ins Coaching. »Sie kennen doch sicher auch die Titelmelodie zu diesem Film? Dada-dada, dada, dadadelda-dida, dadadadaaaaahahahahum. Großartig! Humorvoll, listig, leicht. Genau das, was ich brauche. Und dieser Pink Panther ist so eine flexible, lockere Gestalt! Wenn ich nur sehe, wie der läuft, werde ich locker. Und supercool ist er noch dazu. Um keine Ausrede verlegen, kann dem Leben immer etwas Schönes abgewinnen. Rosarote Brille eben.«

Für diejenigen von Ihnen, denen auf Anhieb gerade kein passendes Bild in die Hände kommt, bieten wir in diesem Buch das Sombrero-Symbol an, das Ihnen am Seitenrand immer wieder begegnet. So ist in Ihrem Gehirn das Sombrero-Symbol schon einige Male verarbeitet worden, wenn Sie dieses Buch durchgelesen haben. Daraus ist eine Sombrero-Spur entstanden, und darum können Sie den Sombrero als Erinnerungshilfe benutzen.

Wenn Sie also ein Bild gefunden haben, dann kann man davon ausgehend viele Primes erfinden. Bei der einfachsten Variante wird das Bild kopiert und viele Exemplare davon im Alltagsleben verteilt. Auf Chipkartengröße verkleinert und laminiert, kommt es in den Geldbeutel. Jedes Mal, wenn Sie den Geldbeutel öffnen, werden Sie geprimt. Es wird auf das Display des Handys geladen. Jedes Mal, wenn Sie telefonieren, werden Sie geprimt. Das Bild kommt als Bildschirmschoner auf den Computer. Jedes Mal, wenn Sie am Computer sitzen, werden Sie geprimt. Ein Bild kommt in Ihre Sitzungsunterlagen. Wenn Sie in der Sitzung sind, werden Sie geprimt.

Die Assoziationskette zum Bild lässt sich beliebig weiter ausbauen. Der junge Orthopäde lud sich die Pink-Panther-Melodie als Handyklingelton aus dem Netz herunter. Die Frau mit dem Lavendelfeld kaufte sich lila Bettwäsche und Badezusatz mit Lavendelduft. Der Geschäftsführer, der das Bärenbild ausgesucht hatte, kaufte sich einen Schlüsselanhänger mit einem Bären. Jedes Mal, wenn er seinen Schlüssel benutzte, wurde er geprimt. Die Architektin kaufte sich einen Duschvorhang mit einem Blumenmotiv, das sie an ihre Wiese erinnerte. Außerdem fand sie eine Mineralwassermarke, die auf dem Etikett eine Bergwiese zeigte, und trank fortan im Büro dieses Mineralwasser. Jedes Mal, wenn sie einen Schluck Wasser trank, wurde sie geprimt.

Man kann auch Passwörter und Zahlencodes unter Prime-Gesichtspunkten vergeben. In vielen Firmen mit hohem Sicherheitsstandard muss man sich monatlich ein neues Passwort überlegen. Warum nicht »8rosa-Tiger!« oder »77Wiesenblumen«? Der Phantasie sind keine Grenzen gesetzt. Ein Mann in unserem Kurs hatte ein altes Schwarz-Weiß-Foto von Charles Lindbergh gewählt. »Ich fliege selber für mein Leben gern und darf einfach nicht vergessen, dass ich dem Abenteuer in meinem Leben genug Platz geben muss, sonst ist das Leben für mich nicht lebenswert«, erklärte der begeisterte Sportflieger, der schon seit einiger Zeit Probleme hatte, seine jährlichen Flugstunden zusammenzubringen, weil der Beruf ihm keine Zeit mehr ließ. Er füllte sich ein Fläschchen mit Kerosin ab, das er stets bei sich trug. Immer wenn er in seine Hosentasche griff und das Fläschchen spürte, wurde er geprimt. Und wenn es ganz dicke kam und er dringend die Erinnerung an Abenteuer auffrischen musste, dann öffnete er das Fläschchen und gönnte sich eine Nase voll Kerosinduft. Für andere Menschen mag Kerosin im Gehirn mit grässlichen Assoziationen verknüpft sein, für das Gehirn dieses Mannes war es der Duft der Freiheit.

Mañana-Szenarien

Wie viele Primes soll man aufbauen? Als Mañana-Anfänger oder Anfängerin gaaaaanz viele. Der Karibik-Mann war gestresst im Beruf und privat. Beruflich war er voll gefordert, und privat wartete abends seine über alles geliebte Familie auf ihn, bestehend aus Frau und zwei süßen Mädchen. Er nahm das Karibik-Bild als Bildschirmschoner, lud sich »Oh island in the sun« von Harry Belafonte als Klingelton aufs Handy, steckte sich ein Karibik-Bild in Chipkartengröße auf die Rückseite seines Sichtmäppchens für den Mitarbeiterausweis, klaute sich den Badehosen-Schlumpf aus der Spielzeugkiste seiner Kinder und legte ihn im Büro in seine oberste Schreibtischschublade. Er benutzte fortan nur noch grüne Marker-Stifte und grüne Post-it-Zettel, weil er durch die Farbe Grün die Assoziation zur Palme herstellen konnte. Das Büro war gut geprimt. Aber das Privatleben wartete ja auch noch auf ihn.

Also hängte er eine kleine Plastikpalme an den Rückspiegel seines Autos. Er vergrößerte sein Karibik-Bild auf Postergröße und befestigte es an der Vorderwand seiner Garage, sodass er direkt darauf zugefahren kam, wenn er am Feierabend das Auto in die Garage stellte. Außerdem kaufte er einen Türabtreter mit einem Palmenmotiv. Und dann machte er sich folgenden Plan: »Wenn ich nach Hause komme, dann stürme ich nicht gleich in die Wohnung, sondern bleibe erst noch für eine Minute im Auto sitzen und schaue mein Karibik-Bild an. Und erst wenn ich merke, dass ich zur Ruhe gekommen bin, steige ich aus. Vor der Wohnung erinnert mich der Türabtreter noch einmal daran, dass ich jetzt runterfahren kann. Ich atme noch mal tief durch, und dann erst stecke ich den Schlüssel ins Schloss.«

Durch dieses strategisch äußerst geschickte Priming bekommt der Karibik-Mann es hin, seine beiden Mädchen, die auf ihn losstürmen, herzlich zu umarmen, seine Frau zu küssen und dann ruhig und freundlich zu sagen: »Ich gehe jetzt für eine Viertelstunde in mein Zimmer, um abzuschalten und dann bin ich für euch da, okay?«

Eine alleinerziehende Mutter von vier Kindern musste bei der Priming-Übung feststellen, dass es in der ganzen Wohnung keine einzige Ecke gab, die sie nur für sich hatte. Sie hatte wenig Geld, darum nur eine kleine Wohnung, und teilte sich das Schlafzimmer mit den Kleinen. Sie entwickelte die Idee, sich ein Bad zu nehmen, wenn sie Ruhe brauchte. »Aber dann kommt ständig jemand reingelaufen, da komme ich nie zur Ruhe«, wurde ihr klar, als sie ihr Mañana-Szenario durchdachte. In diesem Fall brauchen die Kinder ein klares Signal, wann die Mami Mañana-Pause hat und auf keinen Fall gestört werden will. Für so einen Hinweis eignet sich zum Beispiel der Sombrero bestens. Er wird als Zeichen dafür an die Badezimmertür gehängt, dass hinter dieser Tür jemand jetzt seinen Parasympathikus aktiviert und dass man ihn im Moment in Ruhe lassen soll.

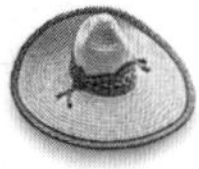

Wenn wir davon erzählen, dass man damit anfangen muss, sich selbst auf Mañana zu primen, wenn man sich einen anderen Rhythmus angewöhnen will, dann wiegeln manche Personen ab. »Das Priming brauch ich nicht, das Mañana fällt mir dann schon ein, wenn ich es brauche«, ist eine Antwort, die wir oft zu hören kriegen. Diese Ansicht ist falsch! Es fällt Ihnen eben nicht ein, wenn Sie die Pause brauchen, sondern es fällt Ihnen erst ein, wenn es schon zu spät ist und Sie bereits ein Ausmaß an Erschöpfung erreicht haben, das nicht mehr gesund ist. Wie kommt das?

Das menschliche Gehirn regelt die allermeisten Handlungen den Tag hindurch über sogenannte Automatismen, das sind unbewusst gesteuerte Aktionsabfolgen. Zu Bewusstsein gelangen nur Inhalte, die neu oder wichtig oder neu und wichtig sind. Wenn Ihnen also zu Bewusstsein kommt, dass Sie eine Pause nötig haben oder Ihre negativen Gefühle herunterregulieren sollten, dann ist Ihre Verfassung schon über einen bestimmten Schwellenwert ins Negative abgerutscht. Natürlich ist es prima, wenn Ihnen das bewusst wird. Sie können dann damit beginnen, Mañana-Maßnahmen zu ergreifen. Viel einfacher haben Sie es jedoch, wenn Sie sich gut primen. Denn dann arbeitet Ihr Gehirn den ganzen Tag nach dem Lavendel-Prinzip. Es betrachtet die Geschehnisse aus der Karibik-Perspektive. Es hat die rosarote Pink-Panther-Brille auf. Und es ergreift jede Möglichkeit, um dieser Einstellung entsprechend zu reagieren und zu handeln. Damit wird verhindert, dass Sie in gewaltige Energie- oder Stimmungslöcher fallen, aus denen Sie sich dann mühsam wieder herausarbeiten müssen. Priming hilft dabei, einen neuen Automatismus aufzubauen. Und im Laufe der Zeit ist die Mañana-Kompetenz ein ganz normaler Bestandteil Ihres Lebens geworden.

Und noch etwas sollte ab sofort mit Adleraugen beobachtet werden: Wo in Ihrem Alltag befinden sich Primes, die Sie aus der Ruhe bringen? In unserer Küche haben wir die Küchenuhr von der Wand genommen. Wir wollen keinen Zeittyrannen bei den Mahlzeiten. Das Ticken macht nervös und die Zeiger auch. Akten, die mich kribbelig machen, lege ich weit weg. Ich hole sie genau dann hervor, wenn ich mit ihnen arbeiten will. Solange sie in meinem Gesichtsfeld herumliegen, verursachen sie mir ein dauerndes schlechtes Gewissen, und zwar in vielen Fällen unbemerkt. Sie kennen vielleicht die »Simplify your Life«-Methode. Aus der Perspektive von Priming tut das Wegschmeißen deswegen so gut, weil damit viele alte Primes entsorgt wurden, die keine guten Spuren im Hirn aktiviert haben. Fotos von Menschen, die kein ruhiges Mit-sich-zufrieden-sein-Gefühl auslösen: weg damit. Gegenstände, die »Ich sollte, ich müsste«-Gedanken auslösen: weg damit. Zeitplaner, Notizzettel, Fachzeitschriften: weg damit, in eine Schublade, an einen festen Platz, in einen Ordner. Wo sie nur dann dem Gehirn zum Verarbeiten zugemutet werden, wenn die Zeit dafür da ist.

Erst wenn Sie damit beginnen, selbst zu bestimmen, mit welchen Anregungen Ihr Gehirn gefüttert wird, und das nicht mehr dem Zufall, der Firma oder

der Werbung überlassen, dann werden Sie auf die Dauer gesehen Herr oder Herrin im eigenen Haus. Vorher macht die Welt mit Ihnen, was sie will, und Sie bemerken es nicht einmal.

7 Mañana-Killerworte

Wie Sprache die Stimmung beeinflussen kann

Es ist nicht ohne Bedeutung, welche Worte Sie benutzen, um Ihre Ziele zu beschreiben. Woran liegt das? Im Gehirn werden Worte in Minisimulationen der dazugehörenden Sinneseindrücke übersetzt, um diese Worte verstehbar zu machen. Wenn man Versuchspersonen zum Beispiel das Wort »Kicken« zu lesen gibt, so wird der Teil des Gehirns aktiv, der für die Verarbeitung von Fußbewegungen zuständig ist. Sie führen also, bildlich gesprochen, in Ihrem Hirn eine blitzschnelle virtuelle Minikickbewegung aus, um dieses Wort zu verstehen.[71]

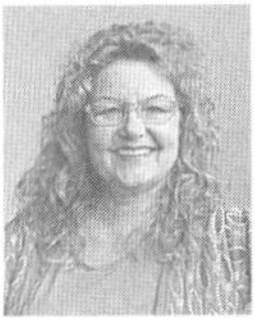

Diese Vorgehensweise des Gehirns lässt sich auf andere Worte übertragen. Sogar abstrakte Worte wie »Zukunft« oder »Unendlichkeit« haben eine körperliche Komponente. Das können Sie für sich leicht überprüfen. Wenn Sie mit den Händen zeigen sollen, wo die Zukunft liegt, werden Sie nach vorne zeigen oder hinter sich? In der westlichen Welt zeigen die Menschen nach vorne, wenn sie an die Zukunft denken. Das Gefühl von »vorne« ist der körperliche Aspekt des Wortes »Zukunft«. Und nun machen Sie sich in aller Ruhe klar, dass jedes Wort solch einen körperlichen Aspekt hat.[72] Das bedeutet, dass Sie mit *jedem* Wort, das Sie benutzen, in sich selbst Körperreaktionen wachrufen. Darum empfiehlt es sich, die eigene Sprache zu untersuchen, wenn man Mañana-Kompetenz in sein Leben bringen möchte. Nach unserer Erfahrung sind es vor allem zwei Worte, die in den Köpfen der Menschen herumgeistern und auch oft ausgesprochen werden und die sich als absolute Mañana-Killer herausgestellt haben: »Glück« und »schnell«. Wir schauen zunächst das Wort »Glück« genauer an und untersuchen unter der Perspektive des Gehirns seinen körperlichen Gehalt.

Killerwort »Glück«

In der wissenschaftlichen Glücksforschung unterscheidet man zwischen dem akuten Glück, das sich etwa aus einem Gewinn im Lotto ergibt, und einem anhaltenden Gefühl des Wohlbefindens.[73] Diese beiden Formen, gute Gefühle zu haben, müssen dringend unterschieden werden, wenn es darum geht, das eigene Leben gut zu gestalten. Was das betrifft, ist es in unseren Augen irreführend, nach »Glück« zu suchen. Benutzt man nämlich dieses Wort, entsteht in den Gehirnen der allermeisten Menschen, so unsere Erfahrung, eine Assoziation mit dem Lottogewinn-Gefühl. Mit dem Wort »Glück« verbinden viele ein euphorisches Körpergefühl, was viel mit Aufgewühltsein und Überwältigung zu tun hat. Mit freudigem Aufgewühltsein und absolut positiver Überwältigung, aber eben mit Tumult und nicht mit Ruhe.

Ich erzähle Ihnen hierzu ein eigenes Beispiel. Es stammt aus meiner Studienzeit und ist mir persönlich deshalb so wichtig, weil ich damals anhand zweier Begebenheiten das erste Mal herausgefunden habe, dass es mit dem Wort »Glück« nicht nur Gutes auf sich hat. Es war zu der Zeit meiner Diplomprüfungen, also am Ende des Studiums. Die Begebenheit Nummer eins trat nach meiner mündlichen Abschlussprüfung in Psychologie ein. Ich hatte mich gut vorbereitet und fühlte mich sicher. Die Prüfung ging über die Bühne, ich wurde gebeten, kurz draußen zu warten, während der Professor und der Beisitzer über meine Note sprachen. Dann rief man mich wieder herein.

»Wir haben lange beraten«, teilte mir der Professor mit, »ob wir Ihnen eine Eins oder eine Zwei geben sollen. Nun, Ihre Ausführungen ergeben gerade keine Eins mehr, dafür eine sehr gute Zwei. Wir gratulieren Ihnen zur bestandenen Prüfung.« Er schüttelte mir die Hand, der Beisitzer tat desgleichen, und damit war ich entlassen. Draußen wartete schon der nächste Prüfling mit wächsernem Gesicht.

Ich begab mich nach Hause, in meine Wohngemeinschaft. Ich weiß es noch wie heute: Es war gegen 11 Uhr vormittags, an einem hellen Sommertag. Je weiter ich mich von der Universität entfernte, umso deutlicher wuchsen in mir ärgerliche Gefühle. Was war geschehen? Ich hatte doch meine Prüfung bestanden. Es ist gar nicht einfach zu beschreiben, was mich damals so aufgebracht hat. Es war nicht die Tatsache, dass ich »nur« eine Zwei bekommen hatte, sondern die Tatsache, dass der Professor mir versichert hatte, dass es fast eine Eins hätte werden können. Wenn er einfach nur gesagt hätte: »Sie haben mit Zwei bestanden«, wäre ich zufrieden nach Hause gefahren. Aber er hatte mir mitgeteilt, dass ich knapp an einer Eins vorbeigeschrammt war. Und halbe Noten gab es damals nicht, auch kein Punktesystem, das diese Tatsache mathematisch hätte fassen können. Es gab nur entweder eine Eins oder eine Zwei. Und mit der Aussage »Es ist eine sehr gute Zwei« konnte ich bei späteren Bewerbungen nichts anfangen. Dort stand eine Zwei und fertig. Je länger ich über diesen Umstand nachdachte, desto stärker wurden meine Frustgefühle.

Was die ganze Angelegenheit verschärfte, war die Tatsache, dass ich von meinen Anlagen her klar zu den Dünnhäutern gehöre. Was macht ein Dünnhäuter in solch einer Lage? Genau. Er sucht nach Gründen, was er hätte besser machen können. Er hadert mit sich. Er grübelt, welche Antwort denn nun den Ausschlag zum Schlechteren hin gegeben haben könnte. Er überlegt sich andere Antworten. Er untersucht alle Prüfungsunterlagen und findet Artikel, die er zwar gelesen hat, deren Inhalt ihm aber in der Prüfung nicht eingefallen ist. Er macht sich Vorwürfe, zermartert sich das Gehirn und leidet Folterqualen. Denn durch die vermutlich tröstlich gemeinte Bemerkung des Professors war aus dem Erfolg »mit Zwei bestanden« ein Misserfolg, »eine Eins verpasst«, geworden. Übelstes Gift für einen Dünnhäuter.

Aber am allerschlimmsten, das weiß ich auch noch wie heute, war die Tatsache, dass ich die Ursache meiner Enttäuschung niemandem vermitteln konnte. »Freu dich doch, du hast doch bestanden, und eine Zwei ist doch prima, damit kannst du doch promovieren, was hast du denn«, war die allgemeine Antwort. Ich saß also auf einem dicken Berg Ärger, Wut, Enttäuschung und Zukunftssorgen. In der Sprache der Wissenschaft: In mir tobten starke negative Affekte. Ich setzte mich in den Garten, mit einer Flasche Gin und einer Flasche Tonic Water als Begleitung. Und betrank mich mit Gin Tonic, am helllichten Tag. Danach war mir schlecht. Den darauf folgenden Tag verbrachte ich mit einem Kater im abgedunkelten Zimmer. Keine angenehme Zeit. Aber ich hatte ja auch ein Unglück zu verdauen.

Der Schmerz über die »sehr gute Zwei« in der mündlichen Prüfung legte sich allmählich und wurde zur Nebensache. Dann geschah Begebenheit Nummer zwei. Ich erhielt die Note für meine Diplomarbeit: eine glatte Eins! Ich war stolz und freute mich. Die Note wurde mir per Post zugestellt, der Tag war wunderbar. Und eine Stunde nachdem der Postbeamte mir den wunderbaren Brief gebracht hatte, klingelte das Telefon. Der Professor, der meine Diplomarbeit betreut hatte, war am anderen Ende der Leitung. Er teilte mir mit, dass er von meiner Kreativität begeistert sei, und bot mir eine Promotionsstelle an seinem Institut an.

WOW!

Volltreffer!!

Wahnsinn!!!

Der Professor ruft an und bietet einer Studentin eine Stelle an, das war für mich unfassbar. In meiner Studentinnenwelt kam dieser Anruf von seinem positiven Gehalt her einem Lottogewinn gleich. Eine feste Stelle! An der Uni! Doktorarbeit schreiben können! Und das, ohne sich bewerben zu müssen! Schier unglaublich. Auch diese Ereignisse fanden wiederum vormittags statt, es war immer noch Sommer. Den Brief mit der Eins für meine Diplomarbeit hatte ich noch einigermaßen verkraftet. Der Anruf jedoch war zu viel des Guten. Er gab mir den Rest. Der Parasympathikus war gekillt. Ich war dermaßen aufgeregt, dass ich zitterte. Ich war alleine in der WG, die anderen waren an der Uni. Meine Mutter, die ich anrufen wollte, um ihr von meinem Glück zu berichten, nahm das Telefon nicht ab, sie war vermutlich weit hinten in ihrem Garten bei den Bohnen, die zu dieser Jahreszeit täglich geerntet werden mussten. So etwas muss doch gefeiert werden! Wenn niemand mitfeiert, dann feiere ich eben alleine. Was tat ich? Ich griff mir die Flasche Gin und eine Flasche Tonic Water, setzte mich in den Garten und betrank mich mit Gin Tonic.

Als meine Freundin nach Hause kam, fand sie mich schlafend im Bett. Gegen Abend kroch ich aus der Falle. Mir war schlecht, und ich sah keineswegs glücklich aus. Den nächsten Tag verbrachte ich im abgedunkelten Zimmer mit einem ausgewachsenen Kater.

Da fiel es mir auf: Innerhalb von zwei Wochen hatte ich mich zweimal ganz fürchterlich betrunken. Das eine Mal aufgrund großen Unglücks, das andere Mal aufgrund übergroßen Glücks. Seltsam, seltsam. Da konnte doch etwas nicht stimmen. Offenbar ist zu großes Glück für das psychische System genauso schwer erträglich wie zu großes Unglück. An diesem Tag begann ich, dem übergroßen Glück und seinen Auswirkungen nachzuspüren. Ich habe bis heute viele Menschen getroffen, die unter Erfolgen leiden oder gelitten haben. Seitdem ich mich mit der Funktionsweise des parasympathischen Systems beschäftige, kenne ich die medizinischen Hintergründe dieses Phänomens. Glück und Erfolg können, wenn sie im Übermaß auftreten, den Parasympathikus lähmen. Und das fühlt sich nicht angenehm an.

Ich habe in jenem Sommer beschlossen, in meinem Leben nicht mehr nach Glück zu suchen. Stattdessen wählte ich mir das Wort »Zufriedenheit« aus. Das Wort »Glück« bedeutet für mich einfach eine Überdosis an Gutem. Das Wort »Zufriedenheit« hingegen erzeugt in mir ein angenehmes, warmes Gefühl. Zufriedenheit ist angenehm und gut verträglich. Das Wort »Behagen« oder das Wort »Wohlbefinden« lösen ähnlich wohltuende Gefühle aus. Solche Gefühle sind geeignet für den Alltag, rauschende Glücksgefühle sind es nicht.

Nach diesen Kriterien, ob sich ein Wort behaglich für mich anfühlt oder nicht, habe ich auch das Wort »Reichtum« untersucht. Viele Menschen würden auf die Frage »Möchtest du gerne reich sein?« sofort mit »Ja!« antworten. Ich würde das nicht mehr tun. Das Wort »Reichtum« löst in mir zwar gute Gefühle aus, aber dazu gehört ein ähnlich unangenehmes Rausch- und Tumultgefühl wie zum Wort »Glück«. Bei Reichtum denke ich an Luxusjachten, teuren Schmuck, Champagner und goldene Paläste. »Gier« gehört zur Assoziationskette und »Herzeigen, was man hat«, mit dem unangenehmen Beigeschmack von »Protzen«. Wo geprotzt wird, entsteht »Neid«. Alles das erzeugt in mir Stress. Darum möchte ich nicht reich werden.

Trotzdem bin ich keine Kostverächterin! Ich liebe teure Schuhe und gebe viel Geld für gutes Essen aus. Ich möchte auch gerne schön wohnen und in einem behaglichen Auto fahren. Die Alternative zum Reichtum muss keineswegs darin liegen, als besitzloser Benediktinermönch zu leben. Das Wort, das ich gefunden habe, um meine Zielvorstellung bezüglich meiner Finanzen parasympathikusgerecht zu beschreiben, heißt »Wohlstand«. Wohlstand gibt mir ein gutes, warmes Gefühl der Beruhigung. Außerdem produziert mein Gehirn eine Art Rettungsring um meinen Körper herum. Im Wohlstand zu leben fühlt sich ein bisschen an wie »Made im Speck«. Gut genährt und im Besitz von reichlich Vorrat. Auf Wohlstand hinzuarbeiten fühlt sich für mich völlig stressfrei an. Es ist eine beständige, ruhige Vorwärtsbewegung, die nichts mit Hektik zu tun hat und auch nichts mit Protzen. Sondern mit einem guten Leben, das man sich mit redlicher Arbeit aufgebaut und darum auch verdient hat. Sodass man sich über den eigenen Wohlstand auch anständig freuen kann.

Killerwort »schnell«

Ein anderes Wort, bei dem wir zur Vorsicht raten, ist das Wort »schnell«. Beobachten Sie einmal sich und Ihre Umgebung. Wie oft wird dieses Wort benutzt? Wann wird dieses Wort benutzt? Unsere Diagnose lautet: In der westlichen Welt ist dieses Wort viel zu häufig zu hören und zu lesen. Eigentlich tritt es auf wie eine Seuche. Der erste Kontakt mit dem verdächtig häufigen Gebrauch dieses Wortes führt wieder in meine Kindheit zurück. Meine Oma war die Erste, die es in einer Weise benutzte, die mir schon als kleines Kind auffiel. Meine Oma war nach dem Krieg nach Amerika ausgewandert. Dort heiratete sie und betrieb ein Delikatessengeschäft in Brooklyn, New York.

Aus Amerika brachte uns der Postbote Pakete voller Wunder. Marshmallows waren darin, Hershey-Schokoladensoße und Erdnussbutter. Eine neue Welt voll von unbekannten Geschmackserlebnissen. Wenn meine Oma uns besuchte, und das war in meiner Kindheit nur selten der Fall, weil der Besuch aus Amerika damals nur per Schiff erschwinglich war, brachte sie auch amerikanische Sitten zu uns aufs süddeutsche Land. Zum einen war das die Gewohnheit, vor dem Abendessen einen Drink zu sich zu nehmen. Sie bevorzugte eine Mischung aus Myers's Rum und Ginger Ale. Zum anderen führte sie ein neues Kriterium ein, was das Kochen betraf. »Schnell« musste es gehen. »Quick« war darum eines meiner ersten Worte, die ich auf Englisch lernte. Meine Oma wusste, wie man einen »Quick-Cake« backte, einen schnellen Kuchen. Pudding konnte sie »quickly« kochen, Suppe war »quick«, und überhaupt war eine Mahlzeit, die »quickly« zubereitet war, die bessere Mahlzeit.

Auf dem Land in Süddeutschland kochte man anders. Wenn man den Quark selber zubereitete, bedeutete das einen langen Weg von der Vollmilch, die man beim Bauern holte, über die Sauermilch, die in einer Schüssel vor sich hin reifte, bis hin zum Quark, »Bibbeleskäs« genannt. Der wurde aus der Sauermilch gewonnen, indem man ihn in Leinensäckchen füllte, die in aller Ruhe, Tropfen für Tropfen, die Molke durchsickern ließen, bis der Quark fertig war. Um einen Blaubeerkuchen mit Hefeteig zu backen, brauchte es eine Schar Kinder, die einen Sommertag damit zubrachten, Blaubeeren zu pflücken, eine Mutter, die einen Tag Zeit hatte, einen Hefeteig mehrmals zu kneten und gehen zu lassen, sowie eine Tochter (mich), die sich der Herstellung von Streusel widmen konnte. Außerdem gehörten dazu jede Menge kleiner Brüder und ein Vater, die Blaubeeren und Streusel stibitzen wollten und die man vertreiben musste. Wenn dann der Blaubeerkuchen auf dem Tisch stand, war das für alle die Vollendung eines langen Werdegangs.

Für meine Oma aus Amerika waren solche Dinge nichts weiter als Hindernisse auf dem Weg zum fertigen Produkt. Möchte man einen Kuchen essen, muss es »quickly« gehen. Nach diesen Erlebnissen mit Omas schneller Küche dachte ich nicht weiter über die Geschwindigkeit im Alltag nach, bis ich als zirka 30-Jährige ein Erlebnis mit meiner Freundin hatte. Es war an einer Geburtstagsfeier, wo wir beide Hilfsaufgaben am Büfett übernommen hatten. Am Büfett war die Hölle los. Wir mussten beide pinkeln. Schon seit einiger Zeit. Wir hielten uns zurück und arbeiteten weiter. Irgendwann kam der Punkt, an dem es einfach nicht mehr ging. »Wir müssen schnell mal verschwinden«, meldeten wir. Ersatz fürs Büfett wurde gestellt, und wir verschwanden aufs stille Örtchen. Die Toilettenkabinen waren nur durch eine Sperrholzwand auf Stelzen abgeteilt, sodass man sich während des Geschäftes bequem unterhalten konnte. Wir strullten beide wie die Rösser. Kein Wunder, die Blase war zum Platzen voll. Da wir gegenseitig in Hörweite saßen, fingen wir an zu lachen und ließen es laufen. »Eigentlich ist das hier ja Irrsinn«, fiel es uns dann auf. »Mit einer normalen, menschlichen Verrichtung so lange zu warten, bis man strullt wie ein Ross.«

»Passiert dir das öfter?«, fragte ich meine Freundin.

»Dauernd«, antwortete sie. »Eigentlich kenne ich das nur so. Mein Mann allerdings, der sitzt stundenlang auf dem Thron, er nimmt die Zeitung mit und ist verschwunden für den Rest der Welt.«

Mir ging es genauso wie ihr. »Ich muss mal schnell aufs Klo«, das war mein Standardspruch, bevor ich mich zurückzog. Schnell. Warum schnell? Warum nicht rechtzeitig, in aller Ruhe und langsam? Durch das Wort »schnell« geriet diese ganz normale menschliche Verrichtung unter Zeitdruck. Damals auf der Toilette schworen meine Freundin und ich einen Schwur, den ich bis heute gehalten habe: »Nie mehr strullen wie ein Ross.« Wenn ich auf die Toilette muss, verschwinde ich und gehe aufs Klo. Fertig. Weder besonders schnell noch besonders langsam, ich gehe einfach. Hört sich das für Sie banal an? Möglicherweise schon. Aber die unter Ihnen, die – wie ich früher –, ohne darüber nachzudenken, großzügig mit dem Wort »schnell« umgehen, die wissen sicher, wovon ich spreche.

Nach dem Schwur mit meiner Freundin beobachtete ich mich auch in anderen Situationen. Schier unglaublich, was ich alles »schnell« erledigen wollte.

»Ich geh mal schnell einkaufen.«

»Ich komm schnell vorbei und bring dir das Buch.«

»Ich schicke schnell ein Fax raus.«

»Dazu kann ich schnell was schreiben.«

»Kein Problem, ich mach uns schnell ein paar Brote, dann können wir los.«

Bei Müttern beobachte ich die »Schnelleritis« besonders oft. Das ist bemerkenswert, weil der Umgang mit Kindern naturgemäß das genaue Gegenteil von schnellem Handeln mit sich bringt. »Wir müssen uns nur noch schnell anziehen, dann sind wir fertig.« Ha, ha, ha. Wer kennt ein Kind, das sich schnell anzieht?

»Pack schnell deine Schultasche, der Bus kommt gleich.« So, so. Schöner Plan.

»Ich hole Leon nur noch schnell vom Hort ab.« Und der Feierabendverkehr? Die Baustelle an der Brücke? Der Parkplatzmangel vor Ort?

Alle diese ganz normalen Alltagstätigkeiten verlieren

schlagartig das ihnen innewohnende Potenzial als Mañana-Killer, wenn man das Wort »schnell« einfach aus seinem Sprachgebrauch streicht. Einfach nicht mehr benutzen, und schon kann das Gehirn dieselbe Tätigkeit in einem anderen Rhythmus anleiten. Nämlich ganz einfach in der Zeit, die diese Vorgänge benötigen. Nicht schneller und nicht langsamer.

Das Wort »schnell« erzeugt zweierlei: Zum einen übt es Zeitdruck auf die ausführende Person selbst aus. Außerdem verleitet es dazu, schlecht zu planen. Denn es verführt dazu, die tatsächliche Zeit, die ein Vorgang benötigt, zu unterschätzen. Bei meiner Oma mit ihren Quick-Rezepten – die übrigens niemandem aus der Familie so richtig schmecken wollten – ging das »Quick-Kuchen-Backen« tatsächlich schneller als das althergebrachte Hefekuchenkneten meiner Mutter. Aber oft tappt man durch das Wort »schnell« eben mittenrein in die Falle, nämlich zu unterschätzen, wie viel Zeit etwas braucht. Auch hierzu haben wir ein Beispiel.

Kürzlich äußerte im Selbstmanagement-Seminar eine Führungskraft das Anliegen, den Arbeitsbeginn zu entstressen. Der 45-jährige Filialleiter einer Bank erzählte, dass er oft schon völlig gehetzt im Büro ankomme und innerhalb der ersten zwei Stunden des Arbeitstages alle Energien bereits aufgebraucht habe. Um 11 Uhr sei er dann eigentlich schon reif für den Feierabend. Hier wollte er mit einem besseren Selbstmanagement eingreifen. Neben zahlreichen Techniken, die man hierfür lernen kann, erwies sich die Analyse seines Umgangs mit dem Wörtchen »schnell« als sehr hilfreich. Er stellte fest, dass er die Zeit zwischen dem Aufstehen und der Ankunft am Arbeitsplatz unter dem Motto »schnell« mit viel zu vielen Tätigkeiten vollpackte, die mehr Zeit verschlangen als beabsichtigt und daher den Tag von Anfang an mit Zeitdruck belasteten. Er checkte noch schnell die Mails, während er sich die Zähne putzte. Er packte noch schnell die leeren Flaschen in eine Tüte. Er rief noch schnell bei der Autowerkstatt an, um den Termin für die Inspektion zu vereinbaren. Er fuhr auf dem Weg zum Büro noch schnell am Glascontainer vorbei. Und dann noch schnell beim Bäcker, um das gute Brot zu kaufen, das seine Familie so mochte. Somit war der Tagesbeginn von Hast geprägt und nicht von Ruhe.

Was kann man zusammenfassend aus diesem Kapitel lernen? Es ist nicht ohne Belang, welche Worte wir benutzen. »Ist das nicht Wortklauberei?«, höre ich Sie fragen. Nein, das ist es nicht. Mit modernen Methoden der Hirnforschung lässt sich klar zeigen: Jedes Wort hinterlässt auf der körperlichen Ebene und damit auch auf der Ebene des Verhaltens und der Stimmung seine Spuren. Der sorgfältige Umgang mit Worten ist für viele ungewohnt, ich weiß. Aber er lohnt sich. Und er stellt eine ganz einfache und völlig kostenneutrale Möglichkeit dar, mehr Mañana-Gefühl in das eigene Leben zu bringen.

Teil IV
Mañana und Gesellschaft

9 Locke und Latham

Warum die Effektivitätssteigerung ihren Preis hat

Auf der Suche nach den Gründen für die allgemeine Hetze in der Arbeitswelt wird man bei den amerikanischen Arbeitspsychologen Locke und Latham fündig. Sie haben eine ganz bestimmte Art der Zielsetzung erfunden, die in unseren Augen sicher nicht die alleinige Ursache für die allgemeine Unrast darstellt, die aber auf jeden Fall ihr Scherflein dazu beigetragen hat. Die Zielsetzungstheorie von Locke und Latham hat sich in allen Praxisfeldern, in denen Ziele eine Rolle spielen, fest etabliert. Unter der Bezeichnung »Management by objectives« hat die Betriebswirtschaftslehre ein Verfahren zur Führung von Mitarbeitenden entwickelt, das auf der Zielsetzungstheorie von Locke und Latham aufbaut. Der Geist dieses Ideengebäudes weht überall in der Firmenwelt. Für viele ist das Klima aus Eile und Druck, das daraus entsteht, mittlerweile so selbstverständlich, als wäre es schon immer so gewesen. Als wäre Arbeit ohne Unrast gar nicht denkbar. Das war nicht immer so! Um die Entstehungsgeschichte dieser Entwicklung besser zu verstehen, machen wir einen kleinen Ausflug in die Vergangenheit.

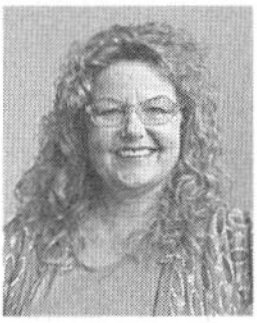

In seiner ersten Publikation berichtet der junge Arbeitspsychologe Latham[74] über eine aufsehenerregende

Entdeckung. Mit einer minimalen und äußerst kostengünstigen Maßnahme konnte er die Arbeitsleistung signifikant steigern. Der junge Mann arbeitete damals bei der American Pulpwood Association, einer Firma, die auf die Verarbeitung von Holz zu Papier spezialisiert war. Sie beschäftigte eigene Holzfällertrupps, die für das nötige Rohmaterial zu sorgen hatten. Als frischgebackener Psychologe bekam Latham die Aufgabe, einen Weg zu finden, um die Anzahl der gefällten Bäume pro Tag zu erhöhen. Zunächst beobachtete Latham, wie viele Bäume von den einzelnen Arbeitern gefällt wurden, und legte sich hierzu eine Statistik an. Dann kam ihm eine Idee, mit der er Geschichte schreiben sollte. Latham gab den Holzfällern ein Arbeitsziel vor. Er nannte ihnen eine hoch angesetzte, konkrete Anzahl von Bäumen, die sie jeden Tag zu fällen hätten.

Über die genaue Anzahl der Bäume, die den Holzfällern als Ziel gesetzt wurde, sind in Lathams erster Publikation leider keine Zahlenangaben zu finden. Aus späteren Publikationen wissen wir jedoch, wie die Höhe eines Arbeitsziels errechnet wird. Als »hoch« gilt ein Ziel nach Locke und Latham dann, wenn nur zehn Prozent der Menschen einer Gruppe dieses Ziel erreichen können.[75] Das Arbeitsziel, das der gesamten Belegschaft vor die Nase gesetzt wird, orientiert sich also an der Spitzenleistung der zehn Prozent Besten ihrer Gruppe. Und wie sah es bei den Holzfällern aus nach dieser Zielsetzungsmaßnahme? Eine Sensation bahnte sich an. Alle fällten deutlich mehr Bäume. Hohe und konkrete Ziele, so das Ergebnis, erhöhen die Arbeitsleistung. Das Geniale an dieser Tatsache ist der Umstand, dass eine Erhöhung der Arbeitsleistung durch eine Maßnahme erreicht wird, die extrem kostengünstig und verblüffend einfach durchzuführen ist. Wunderbar, so scheint es. Aber diese Maßnahme hat auch ihre Schattenseiten, mit denen wir etliche Jahrzehnte nach Lathams bahnbrechender Erfindung heute zu kämpfen haben. Anhand eines Laborexperimentes kann man verdeutlichen, was eine hohe, konkrete Zielsetzung nach Locke und Latham in psychologischer Hinsicht mit Menschen macht, die versuchen, solch ein Ziel zu erfüllen.

Hohe Ziele und Kreativität

In einem Experiment zur Kreativität untersuchten Stajkovic und Kollegen[76] unter anderem, wie sich das Setzen hoher spezifischer Ziele auf die Kreativitätsleistung auswirkt. Dieser Aspekt ihres Experiments ist sehr aussagekräftig, wenn man die psychologischen Auswirkungen der Zielsetzungstheorie veranschaulichen möchte. Die Forscher bedienten sich hierzu einer Kreativitätsaufgabe, wie sie gerne in psychologischen Labors benutzt wird. Man erzählte den Teilnehmenden zunächst natürlich eine Tarngeschichte. Sie glaubten, an einem psycholinguistischen Experiment teilzunehmen. Ihre Aufgabe lautete:

»Erfinden Sie so viele Verwendungsmöglichkeiten für einen Drahtbügel wie möglich. Beschreiben Sie alles, was Sie einmal gesehen haben oder was Sie sich ausdenken können. Sie haben zwei Minuten Zeit.«

Möchten Sie die Aufgabe vielleicht selbst einmal durchführen, bevor Sie weiterlesen? Es geht ja schnell, nur zwei Minuten, danach können Sie die psychologische Auswirkung des Experiments optimal nachvollziehen. Wie viele Verwendungsmöglichkeiten für einen Drahtbügel fallen Ihnen in zwei Minuten ein?

Das Experiment war darauf angelegt herauszufinden, wie sich verschiedene Zielsetzungen auf die Kreativitätsleistung auswirken. Hierzu hatte man zuvor eine Pilotstudie durchgeführt, um zu erfahren, wie sich die statistische Verteilung der Ergebnisse gestaltete. 90 Prozent der Personen schafften es, in zwei Minuten vier Verwendungsmöglichkeiten für einen Drahtbügel zu finden. Nur zehn Prozent der Personen kamen auf zwölf Verwendungsmöglichkeiten. Damit war die konkrete Anzahl für die hohe und konkrete Zielsetzung nach Locke und Latham definiert. Es wurden drei Gruppen von Versuchspersonen gebildet. Als hohes Ziel in diesem Versuch wurde für die erste Gruppe die Vorgabe definiert: »Versuchen Sie, zwölf Verwendungsmöglichkeiten zu finden.« Die zweite Gruppe von Versuchspersonen erhielt ein leichtes Ziel: »Versuchen Sie, vier Verwendungsmöglichkeiten zu finden.« Die dritte Gruppe bekam ein sogenanntes »Do your best!«-Ziel: »Versuchen Sie, Ihr Bestes zu geben!«

Die Ergebnisse dieses Experimentes sind in einer Tabelle dargestellt.

Zielsetzung	**Anzahl gefundener Verwendungsmöglichkeiten (Mittelwerte)**
Leichtes Ziel (finde 4)	5,16
»Do your best«-Ziel (Gib dein Bestes!)	6,29
Hohes Ziel (finde 12)	6,90

Für unsere Thematik ist wichtig zu wissen, um wie viel die Leistung steigt, wenn man Personen ein Ziel gibt, das in der Tradition von Locke und Latham als hoch bezeichnet wird. Wie man in der Tabelle sieht, werden mit solch einem Ziel tatsächlich mehr Verwendungsmöglichkeiten für einen Drahtbügel gefunden (nämlich 6,90) als bei den Personen mit dem leichten Ziel (5,16) und unter der »Do your best«-Bedingung (6,29). So weit, so gut. Es gilt aber eines zu bedenken: Die Personen, denen man ein hohes Ziel gesetzt hatte, zeigten zwar die beste Leistung im Vergleich mit den anderen beiden Gruppen. Aber wie sah es wohl im Innenleben dieser Personen aus? Die Vorgabe war, zwölf Verwendungsmöglichkeiten zu finden, sie kamen aber nicht auf zwölf Verwendungsmöglichkeiten. Nicht einmal auf zehn. Auch nicht auf acht. Nein, sie kamen im Schnitt auf 6,9 Verwendungsmöglichkeiten. Das heißt, gemessen an dem Standard, den die Versuchsleitung getreu den Prinzipien von Locke und Latham vorgegeben hatte, hatten sie für sich persönlich ein Misserfolgserlebnis zu verbuchen.

Und so geht es allen Mitarbeitenden, denen in diesem Sinne hohe Ziele vorgesetzt werden. Die Leistung der Gesamtgruppe, insgesamt gesehen, wird für die Firma um ein gewisses Quantum gesteigert. In unserem Experiment von 5,16 auf 6,90. Zu diesem Effekt gibt es über 1000 Studien in den verschiedensten Berufsfeldern.[77] Das Phänomen taucht immer wieder auf und ist statistisch sehr robust, daher auch sein Siegeszug durch die Arbeitswelt. Wo mit dieser Art der Zielsetzung gearbeitet wird, steigt in vielen Fällen die Leistung. Niemand scheint sich aber bisher Gedanken darüber gemacht zu haben, wie die einzelnen Individuen die Tatsache verkraften, dass sie das gesteckte Ziel gar nicht erreichen können. Die Perfidie an dieser Geschichte ist, dass ein solches Gelingen von denen, die diese Zielvorgaben machen, auch gar nicht erwartet wird. Beabsichtigt ist lediglich, das moderate Potenzial zur Leistungssteigerung auszuschöpfen, das in einem Arbeitsablauf drinsteckt. Ein Ziel, das so ausgesucht wird, dass es nur die zehn Prozent Besten einer Stichprobe erreichen können, produziert automatisch eine große Menge an Misserfolgserlebnissen. Und an Stress natürlich. Scheffer und Kuhl[78] diskutieren dieses extrem hohe Anspruchsniveau berechtigterweise im Zusammenhang mit der einhergehenden Frustration der Mitarbeitenden, die so sicher wie das Amen in der Kirche zu dieser Art von Leistungssteigerung dazugehört.

Langfristig kontraproduktiv

Man kann sich durchaus vorstellen, dass in den 70er-Jahren, zu Beginn dieser Forschung, in manchen Industriezweigen ein gemütlicher Schlendrian vorherrschte. Vielleicht lagen die Holzfäller der American Pulpwood Association die Hälfte ihrer Arbeitszeit dösend auf Holzstapeln, bevor Latham sich ihrer annahm. Er konnte sie darum durch seine extrem hoch angesetzten Ziele tatsächlich zu mehr Leistung anspornen. Gleiches gilt für Staatsbetriebe, die in Industriebetriebe umgewandelt wurden wie Bahn oder Post. Auch gibt es sicherlich Kulturen, die statt eines Parasympathikus-Trainings eher ein Sympathikus-Training benötigen, um zu einer insgesamt besseren Leistungssituation zu kommen.

Dieses Effektivitätsgesetz jedoch wurde 30 Jahre lang verfeinert und bis ins Letzte ausgereizt. Inzwischen ist es so, dass Geschäftsführer ohne Kenntnisse der Unternehmen, der Kultur und der Menschen, die darin arbeiten, einfach hohe Ziele in der Tradition von Locke und Latham vorgeben, pauschale Effektivitätssteigerungen von 20 oder 25 Prozent verlangen und dadurch vielleicht kurzfristig sogar einen Anstrengungsschub auslösen. Dies ist jedoch aus der Sicht der Parasympathikus-Thematik ein zweifelhafter Erfolg. Abgesehen davon, dass sich dieser Schub meistens auf Angst und nicht auf Freude an der Leistung gründet, werden diese Steigerungen inzwischen nur noch auf Kosten der menschlichen Energiesubstanz erzielt und sind langfristig mit Sicherheit kontraproduktiv. Die Leistungssteigerung, die in den 70er-Jahren durch diese Technik der hohen Zielsetzung noch zu verzeichnen war, ist in der heutigen Zeit an ihrem oberen Limit angelangt. Wenn jedoch ein moderner Geschäftsführer immer noch mit den alten Methoden bessere Zahlen herausquetscht, wird er nach wie vor von den Investoren gelobt. Zeigen sich später die daraus entstandenen Erschöpfungsprobleme, hat er bereits die Karriereleiter nach oben genommen, und die Investoren sind weitergezogen. Zurück bleiben die Schäden, und die Mitarbeiter fragen sich, ob das die Form von Leistung ist, die sich angeblich lohnen soll.

Wir brauchen deshalb ganz klar einen Paradigmenwechsel im Bereich der Unternehmensstrategie. Effektivitätssteigerung geht heute auf Kosten der Firmenkultur, der langfristigen Gesundheit und der Kreativität von Unternehmen, insbesondere auf dem Buckel der Mitarbeiter.

In einem hoch spezialisiertem Unternehmen forderte der neue Geschäftsführer, ohne vorher mit den Mitarbeitern gesprochen zu haben, pauschal 25 Prozent Effektivitätssteigerung. Und wie? Klar, mit Umstrukturierung. Also zum Beispiel Entscheidungswege verschlanken, sprich, Mitarbeiter im mittleren Management entlassen und ganze Abteilungen innerhalb des Unternehmens umziehen lassen, um neue Kräfte zu entfalten. Nach sechs Monaten war klar, dass das eingetreten ist, was die erfahrenen Mitarbeiter voraussagten. Gewachsene, gut funktionierende Strukturen und kurze Wege wurden ohne Not zerstört und leisteten nun weniger. Außerdem hatte das bestehende Team im vorangegangenen Jahr mit hohem Arbeitseinsatz in Rekordtempo, zudem in schwierigster internationaler Konkurrenzsituation, neue Produkte auf den Markt gebracht, die das Unternehmen in der letzten Krise gerettet hatten. Doch statt dafür ein echtes Lob zu bekommen, wechselte die Geschäftsführung und verlangte jetzt einfach noch mal 25 Prozent mehr Leistung. Kein Wunder, dass man sich da veräppelt vorkommt. Kommentar des Seminarteilnehmers, der mir diese Geschichte erzählte: »Wenn man 25 Prozent Effektivitätssteigerung haben möchte, dann lässt man uns am besten in Ruhe arbeiten.« Diesen Fall erzählen wir Ihnen, weil wir ihn so oder so ähnlich in den letzten Jahren dutzendfach gehört haben.

Es mag sein, dass man früher – bildlich gesprochen – auf einem klapprigem Ruderboot blinde Passagiere und Steuermänner in mehrfacher Ausführung mitgeschleppt hat und dass man das Boot schneller machen konnte, wenn man da und dort ein bisschen verschlankt hat. Heute sagt man jedoch zu den Insassen eines hoch trainierten, hoch spezialisierten und sowieso auf das absolute Minimum konzentrierten Ruderachters, dass man wegen des globalisierten Wettbewerbs den achten Mann rausnehmen müsse. Die verbleibenden sieben Personen sollen nun eben 120 Prozent Leistung bringen. Das mag noch tausend Meter lang gut gehen, dann bricht die Leistung ein. Darum wird es höchste Zeit, dass man erkennt: Hohe Zielsetzungen sind nicht mehr zeitgemäß. Sie sind kein geeignetes Instrument mehr, um die Qualität einer Firma zu sichern.

Was ist die Botschaft der Mañana-Kompetenz für Personen, die durch diese Form der Zielsetzung an ihr Limit getrieben wurden und bei uns in den Seminaren sitzen, weil sie unter dauernder Nervosität, psychosomatischen Beschwerden und Schlafstörungen leiden? Wir erzählen ihnen die Wahrheit: dass alle im Betrieb auf dem letzten Zacken laufen. Dass keiner mehr eine Reserve hat, die er noch mobilisieren könnte. Und dass sie darum sich und ihren Kollegen den größten Gefallen tun, wenn sie die Zivilcourage aufbringen und deutlich mitteilen, dass ihr Leistungsrahmen ausgeschöpft ist. Denjenigen Mitarbeitenden, die in einer Firmenkultur leben, wo sie solch ein Eingeständnis den Kopf kosten könnte, empfehlen wir, knallhart zu tricksen und zu schummeln, halbgare Ergebnisse mit gutem Gefühl abzugeben und sich keinen Kopf mehr um Perfektion und um die alten Vorstellungen von solider Arbeit zu machen. Denn eine solche ist, wie das Beispiel mit dem Ruderboot anschaulich zeigt, mit menschlichem Vermögen unter den absurden Bedingungen, die mittlerweile zum Normalfall geworden sind, nicht zu erreichen.

10 Plädoyer für mehr Gelassenheit

Wer Mañana kann, hat mehr vom Leben

In diesem Buch werben wir für mehr Parasympathikus in unserer Gesellschaft. Mañana-Kompetenz, die Fähigkeit, sich Pausen, Rituale und Muße wieder aktiv zu gönnen, stellt heute einen wichtigen Schlüssel zu einem dauerhaft erfüllten und zufriedenen Leben dar. Doch auch wenn wir es geschafft haben, endlich wieder ohne Gedanken an Mailbox, Kindererziehung oder sonstige Mañana-Saboteure abends auf dem Sofa zu liegen und uns auf einen schönen Krimi zu freuen, wird es uns schwergemacht zu entspannen. Es gibt eine Tendenz in unserer Gesellschaft, die sich in den letzten 40 Jahren zu einem ernst zu nehmenden Mañana-Killer ausgewachsen hat. Wir reden über die heutige Praxis der Gesundheitsaufklärung. Gesundheitsaufklärung? Richtig gelesen. Durch das Trommelfeuer, mit dem uns medial das Thema Gesundheit entgegenschlägt, wird kein Mensch gesünder, aber er wird sich dafür ständig Sorgen um seine Gesundheit machen. Und das aktiviert natürlich den Sympathikus.

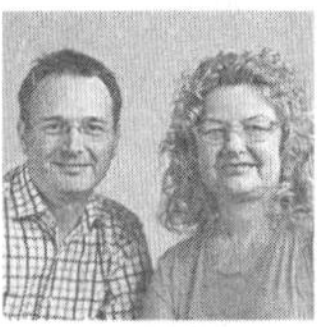

Bevor der »Tatort« anfängt, läuft erst ein kleiner Fernsehclip, in dem sich ein Paar im mittleren Alter auf eine Abendgesellschaft vorbereitet. Wie sich die Frau vorbeugt, um einen großen runden Perlohrstecker anzulegen, ist neben der Großaufnahme der Perle unvermutet der Satz eingeblendet: »Genauso groß ist der unentdeckte Tumor in ihrem Darm.« Dann sieht man einen Kerzenleuchter, an dem eine der Kerzen erlischt. Und wieder eine eingeblendete Schrift: »Auch wenn Sie sich gesund fühlen – gehen Sie zur Darmkrebsvorsorge!«[79] Angstvoll tastet man sich mehrmals am Abend ab und deutet ein Blähungsgefühl als Vorstufe einer unheilbaren Erkrankung. Die Freude am »Tatort« ist jedenfalls dahin.

Unendlich viele Beispiele gibt es inzwischen, wie wir durch derartige Horrormeldungen auf vermeintlich lauernde Gefahren hingestoßen werden, nach denen wir in Angst und Schrecken versetzt sind. Dabei spielt es keine Rolle, ob es sich um ein tatsächliches Risiko handelt oder nicht. Ganz egal, Hauptsache, es wird Panik geschürt. Ein Poster am Eingang zur Apotheke warnt: »Die Gefahr lauert fast überall.« Wir sollen für eine Zeckenschutzimpfung motiviert werden, natürlich wieder mit dem Mittel Angst. Sobald dann Zeckenmeldungen in den »Tagesthemen« oder im »heute-journal« landen, sind am nächsten Tag die Praxen voller Menschen, die sich ohne Impfung nicht ins Freie trauen. Im Herbst 2009 verunsicherte eine mehr als unglückliche Angstkampagne zum Thema Schweinegrippe die Bevölkerung. Dabei galt, was eine wirklich gefährliche Pandemie betrifft, schon längst Entwarnung. Trotzdem sahen wir uns bei jedem Niesen dem Schweinetod nahe.

Verstehen Sie uns nicht falsch: Krebsvorsorge ist wichtig, aber es ist Aufgabe des Arztes, uns in angemessener Form davon zu überzeugen. Diese Themen gehören nicht in den Supermarkt oder ins Unterhaltungsprogramm, sondern in die ärztliche Sprechstunde. Dort kann der Arzt dem Patienten das tatsächliche Risiko erläutern und ihm eine Entscheidung auf der Grundlage von echten Informationen ermöglichen. Er kann dann etwa erklären, dass in Deutschland jährlich zirka 80 000 Menschen an Darmkrebs erkranken, meist in höherem Alter, und zirka 30 000 daran sterben. Im Fall der durch Zecken übertragenen Hirnhautentzündung sind jährlich zirka 300 Menschen betroffen.[80] Bei den Todesfällen handelt es sich um Erwachsene, und deren Zahl bewegt sich wahrscheinlich im einstelligen Bereich. Nun kann jeder bei 80 Millionen Bundesbürgern sein persönliches Risiko abwägen und entscheiden, ob er etwas tun möchte, auch im Wissen, dass jede medizinische Maßnahme Nebenwirkungen haben kann. Im Urlaub von einer herabfallenden Kokosnuss verletzt zu werden ist übrigens sehr unwahrscheinlich. Dennoch vergleichbar mit dem Risiko, durch einen Zeckenbiss ernsthaft an Hirnhautentzündung zu erkranken.[81] Trotzdem können wir auch weiter entspannt am Strand unter der Kokosnusspalme liegen bleiben, genauso wie wir wieder unseren Waldspaziergang ohne Zeckenangst genießen sollten.

Sind wir wirklich so krank?

Schicken wir doch einmal einen Reporter in einen Kindergarten mit der Bitte, einen Bericht über den Gesundheitszustand der Kinder zu verfassen. Was würden wir am nächsten Tag in der Zeitung lesen? Eine Katastrophe nach der anderen. Kinder, die heillos verfettet sind, unter Bewegungsmangel leiden, an Zuckerkrankheit und Herzversagen erkranken werden und durch Handy und Computerspiele verstrahlt und verblödet sind. Schicken wir indes den Vertreter einer Lebensversicherung in denselben Kindergarten mit dem Auftrag, für die dortigen kleinen Mädchen eine Lebensversicherung abzuschließen, mit welcher Lebenserwartung wird er wohl rechnen? Diese Frage stellte ich neulich in meinem Vortrag bei der Versicherung Hamburg-Mannheimer. Die dortigen Spezialisten bestätigten, dass Versicherungen bei Mädchen dieser Altersgruppe heute von einer Lebenserwartung von annähernd 100 Jahren ausgehen, um bei der Beitragserrechnung auf der sicheren Seite zu stehen. Wer hat also recht, der Reporter, der seine Leserschaft mit Katastrophen bei Laune halten muss, oder die Versicherungsexperten, die mit kühlem Kopf rechnen?

Die Fakten sind eindeutig: Die Versicherung hat recht! Wir Menschen sind heute so gesund, wie wir es in der gesamten Menschheitsgeschichte noch nie waren – und zwar mit Abstand. Heute geborene Mädchen haben eine Lebenserwartung von 82 Jahren, wenn die heutigen Lebensbedingungen in der Zukunft exakt so bleiben. Da wir jedoch mit einigem Fortschritt in Technik und Medizin rechnen können, werden diese Mädchen sogar noch erheblich älter werden, deshalb die annähernd 100 Jahre. Die Annahme, dass diese Mädchen 50 Jahre davon in Siechtum verbringen werden, ist ebenfalls falsch. Schon heute haben wird massenhaft fitte und vitale 70-Jährige, die um die Welt reisen und ihr Leben genießen. In früheren Zeiten waren das die absoluten Ausnahmefälle. 70-Jährige sind heute körperlich und geistig so fit wie früher mancher 50-Jährige nicht. Und dies nicht trotz der Lebensbedingungen der modernen Zivilisation, sondern gerade wegen dieser Umstände.

Katastrophenartige Meldungen über die Zunahme von Herzerkrankungen und Zuckerkrankheit aufgrund ungesunden Lebensstils sind nicht nur maßlos übertrieben, sondern schlicht falsch. Wir haben zwar einen Anstieg der absoluten Erkrankungszahlen, der erklärt sich jedoch daraus, dass wir älter werden und im hohen Lebensalter diese Krankheiten bekommen. Wir wären früher vorher an Tuberkulose oder Typhus gestorben, so wie es in Gesellschaften in Afrika oder Asien heute noch üblich ist. Rechnet man diesen Altersaspekt heraus, kommt die Zuckerkrankheit heute nicht häufiger vor als früher.[82] Das alles bedeutet nicht, dass man es als Schicksal hinnehmen sollte, mit 70 oder 80 herz- oder zuckerkrank zu werden. Es gibt gute Ansätze, rechtzeitig solche Erkrankungen zu erkennen und zu therapieren. Und wenn man unbedingt mit Risikoszenarien argumentieren will, ist es viel wahrscheinlicher, dass fehlende Mañana-Kompetenz auf lange Sicht unsere Gesundheit viel negativer beeinflusst als der angeblich zu fette Käse oder unser angebliches Übergewicht. Macht es aber wirklich Sinn, dass wir heute den Kindern schon in der Grundschule vermitteln, wie sie sich ernähren oder bewegen sollen, damit sie 70 Jahre später, wie wir höchstens spekulieren können, keinen Herzinfarkt oder Krebs bekommen? Obwohl bis zum heutigen Tag der Nachweis des Nutzens solcher Ernährungsempfehlungen fehlt,[83] wird möglicherweise bald eine sogenannte Lebensmittelampel eingeführt, die uns den Spaß beim Lebensmitteleinkauf gänzlich nehmen wird. Die normale Salzbrezel oder ein normal fetthaltiger Quark wird so zur Krankheitsgefahr. Was würden wohl unsere Großeltern zu diesem Unfug sagen!

Die Folgen von 50 Jahren Gesundheitsaufklärung

Obwohl wir also viel gesünder sind und älter werden als die Menschen früher und obwohl wir uns bei schweren Erkrankungen auf eine viel leistungsfähigere Medizin verlassen können, bestimmt die Sorge um unsere Gesundheit weit mehr den Alltag als früher. Themen rund um Gesunderhaltung und Prävention füllen die Schlagzeilen, und jede Zeitschrift, egal, ob Gemeindeblatt oder Managermagazin, hat seine eigenen Gesundheitsexperten und Gesundheitstipps. Gesundheitsbewusst zu leben gehört heute zur *political correctness*. Und das bedeutet die ständige Sorge, man könnte etwas falsch machen und würde dafür mit Herzinfarkt, Schlaganfall oder Krebs bestraft. Diese sogenannten Vermeidungsziele beherrschen unsere Präventionsprogramme und Gesundheitsaktionen, die uns bis tief in den Alltag hinein verfolgen. Und dafür bekommen wir nun zunehmend die Quittung.

Sie kennen den Placeboeffekt. Dessen Prinzip funktioniert auch andersherum. Dann heißt er »Nocebo-Effekt« (lateinisch: »nocebo« – »ich werde schaden«). Wenn man überzeugt ist, dass etwas krank macht, wird man nicht unbedingt krank, aber man wird sich krank fühlen. Durch die Aufzählung möglicher Nebenwirkungen eines Medikamentes in den Beipackzetteln – selbstverständlich eine sinnvolle Maßnahme zum Schutz des Verbrauchers – vervielfältigte sich laut einer Untersuchung in Arztpraxen aber auch die Zahl der Patienten. Insbesondere klagten etliche in der Sprechstunde mit dem Beipackzettel in der Hand über eine Reihe der dort genannten Nebenwirkungen.[84] Mit Gesundheits-Aufklärungskampagnen à la »Fette Wurst verstopft die Gefäße«, »Salz verursacht Bluthochdruck« oder »Faul am Strand liegen fördert den Hautkrebs« erreicht man vor allem, dass sich die Menschen krank fühlen und in Sorge öfter die Arztpraxen aufsuchen. Es gibt sogar schon Krankheitsbilder wie die Orthorexia nervosa. Bei dieser krankhaften Störung haben Menschen schon Angst vor ganz normalem Essen, weil sie fürchten, sich ungesund zu ernähren. Kein Wunder, hinter jedem Fettauge lauert der Herzinfarkt, hinter jeder Pommes Krebs. So lesen und hören wir es tagaus, tagein. Genauso wie die Warnung vor zu viel Sonne dazu führt, dass Eltern schon bei den ersten Frühlingsstrahlen ihre Kinder beim Besuch des Spielplatzes von Kopf bis Fuß eincremen oder sie vor lauter Angst erst gar nicht in die Sonne lassen. Dabei kann der Schuss sogar nach hinten losgehen, wenn man beispielsweise Sonnenschutzmittel als Krebsschutz bewirbt und dann feststellen muss, dass Menschen, die besonders exzessiv Sonnencreme verwenden, in manchen Untersuchungen sogar vermehrt unter Hautkrebs leiden.[85]

Wir haben überhaupt nichts gegen wichtige Warnungen vor ernsten Bedrohungen. Man kann sicher ernsthaft den Nutzen der massiven Antiraucherkampagnen mit Schockbildern diskutieren. Uns stört aber ganz allgemein, dass bei den allermeisten Horrorkampagnen die angebliche Bedrohung in keinem Verhältnis steht zu ihren negativen Auswirkungen auf unser vegetatives Nervensystem. Unter ihrem Einfluss machen wir uns ständig unnötig Sorgen und feuern damit den Sympathikus weiter an.

Ein modernes Gesundheitsverständnis

Bei all dem Getöse um Gesundheit und Krankheitsgefahren ist es an der Zeit, innezuhalten und nachzudenken. Der Heidelberger Philosoph Hans-Georg Gadamer beschreibt Gesundheit als etwas, das im Verborgenen liegt. Etwas Selbstvergessenes, das es ermöglicht, uns kraftvoll dem Leben zuzuwenden.[86] Wenn uns jedoch Gesundheits- und Präventionsprogramme in alle Lebensbereiche verfolgen, indem sie nur darauf zielen, uns die Freude am Essen oder am Müßiggang zu vermiesen, und selbst aus einem unschuldigen Waldspaziergang eine Risikoveranstaltung machen, dann versetzen sie uns eben nicht in die Lage, uns selbstvergessen und kraftvoll dem Leben zuzuwenden. Ganz im Gegenteil. Aus diesem Grund wäre weniger Gesundheitsbewusstsein in Zukunft deutlich gesünder. Wir brauchen dringend einen moderneren Ansatz in der Gesundheitsaufklärung: weg vom Risikodenken und hin zu den wirklichen Gesundheitsressourcen. Wir werden in Zukunft mehr ältere Arbeitnehmer benötigen als heute, dies prophezeit uns die Demografie. Dann brauchen wir aber auch mehr ältere Menschen, die mit guter Gesundheit und Motivation ihrer Arbeit nachgehen. Dazu wiederum ist ein neues Verständnis von Gesundheit notwendig. Eines, das sich nicht durch unbelegte Zukunftsversprechen das Recht herausnimmt, unsere Lebensqualität in der Gegenwart zu verschlechtern, sondern eines, das beispielsweise einen guten und fairen Umgang miteinander als Gesundheitsressource ins Zentrum rückt. Verlässlichkeit, Chancen, Perspektiven, gute Schulen und gute Chefs – das alles hat sehr viel mit Stressreduktion, unserem vegetativen Nervensystem und damit mit langfristigem

Wohlergehen und ebensolcher Leistungsfähigkeit zu tun. Dies nützt der Gesundheit sofort *und* wirkt positiv in die Zukunft. Ein wichtiger Aspekt ist dabei, die Fähigkeit zu vermitteln, sich aktiv entspannen zu können. Gönnen wir unserer Gesellschaft wieder mehr Parasympathikus und lächeln wir gelassen über die Miesmacher dieser Welt. Wer Mañana kann, hat einfach mehr vom Leben.

Literaturnachweis

1 Badura, B. (2009). Berichtswesen – warum Sozialkapital in die Bilanz muß. In: Kromm, G., Frank, G. (Hrsg.). Unternehmensressource Gesundheit. Symposion, Düsseldorf.

2 Kan, C., Karasawa, M., & Kitayama, S. (2009). Minimalist in style: Self, identity, and well-being in Japan. Self and Identity, 8, 300–317.

3 Vgl. Kan, C., Karasawa, M., & Kitayama, S. (2009). (Übers. M. S.).

4 Taniguchi, J. (2009). Der spazierende Mann. Hamburg: Carlsen Comics.

5 Saum-Aldehoff, Th. (2007). Big Five. Sich selbst und andere erkennen. Düsseldorf: Patmos.

6 Kuhl, J., (2009). Emotion, Motivation und Persönlichkeit. Göttingen: Hogrefe.

7 Kuhl, J. & Kazén, M. (1994). Self-discrimination and memory: State orientation and false self-ascription of assigned activities. Journal of Personality and Social Psychology, 66, 1103–1115.

8 Baumann, N., Kaschel, R., & Kuhl, J. (2005). Striving for unwanted goals: Stress-dependent discrepancies between explicit and implicit achievement motives reduce subjective well-being and increase psychosomatic symptoms. Journal of Personality and Social Psychology, 89, 781–799.

Brunstein, J., Schultheiss, O., & Grässmann, R. (1998). Personal goals and emotional well-being: The moderating

role of motive dispositions. Journal of Personality and Social Psychology, 75, 494–508.
9 Quirin, M., Koole, S.L., & Kuhl, J. (in Vorb.). Intuiting the self: Development and validation of the experiential self-access questionnaire. Manuscript in preparation. University of Osnabrueck.
10 Quirin, M., Koole, S., Baumann, N., Kazén, M., & Kuhl, J. (2009). You can't always remember what you want: The role of cortisol in self-ascription of assigned goals. Journal of Research in Personality, 43, 1026–1032.
11 Storch, M. (2008). Rauchpause. Wie das Unbewusste dabei hilft, das Rauchen zu vergessen. Bern: Huber.
Storch, M. (2008). Das Geheimnis kluger Entscheidungen. Von somatischen Markern, Bauchgefühl und Überzeugungskraft. München: Goldmann.
Storch, M. (2009). Machen Sie doch, was Sie wollen! Wie ein Strudelwurm den Weg zu Zufriedenheit und Freiheit zeigt. Bern: Huber.
12 Storch, M. (2010). Motto-Ziele, s.m.a.r.t.-Ziele und Motivation. In: Birgmeier, B. (Hrsg.). Theoretisches Coachingwissen, Wiesbaden: VS Verlag für Sozialwissenschaften, 183–206.
13 Storch, M., & Krause, F. (2007, 4. Aufl.). Selbstmanagement – ressourcenorientiert. Grundlagen und Manual für die Arbeit mit dem Zürcher Ressourcen-Modell ZRM. Bern: Huber.
14 Fischer, J. (2009). Stress, Produktivität und Gesundheit. In: Kromm, W., Frank, G. (Hrsg.). Unternehmensressource Gesundheit. Symposion, Düsseldorf.
15 Siehe Badura, B. (2009).
16 Kromm, W., Frank, G., Gardinger, M. (2009). Sich totarbeiten – und dabei gesund bleiben. In: Kromm, W., Frank, G. (Hg.). Unternehmensressource Gesundheit. Symposion, Düsseldorf.
17 Siehe Fischer, J. (2009).
18 Hüther, G. (1997). Biologie der Angst – wie aus Streß Gefühle werden. Göttingen: Vandenhoeck.

19 Cannon, W. B. (1914). The Interrelations of Emotions as suggested by recent Physiological Researchers. American Journal of Physiology, 25, 256–282.
20 Selye, H. (1976). The Stress of Life. New York: McGraw-Hill.
21 Rensing, L., Koch, M., Rippe, B., Rippe, V. (2006). Mensch im Stress. München: Spektrum.
22 Sapolsky, R. M. (1998). Warum Zebras keine Migräne kriegen. München: Piper.
23 Arias-Carrión, O., Pöppel, E. (2007). Dopamin, learning and reward-seeking behavior. Acta Neurobiol Exp, 67 (4), 481–488.
24 Flaherty, A. W. (2005). Frontotemporal and dopaminergic control of idea generation and creative drive. Journal of Comparative Neurology, 493 (1), 147–153.
25 Colzato, L. S., et al. (2009). Dopamin and inhibitory action control: evidence from spontaneous eye blink rates. Experimental Brain Research, 196 (3), 467–474.
26 Boecker, H., et al. (2008). The Runner's High: Opioidergic Mechanisms in the Human Brain. Cerebral Cortex, 18 (11), 2523–2531.
27 Frank, G. (2008) Lizenz zum Essen. Warum Ihr Gewicht mehr mit Stress zu tun hat als mit dem, was Sie essen. München: Piper, 132–140.
28 Pollmer, U., Warmuth, S., Frank, G. (2003). Lexikon der Fitnessirrtümer. Eichborn, 374–377.
29 Cacioppo, J. T., et al. (1998). Autonomic, neuroendocrine and immune response to psychological stress: the reactivity hypothesis. Annals of the New York Academy of Sciences, 840, 664–673.
30 Munck, A., Guyre, P. (1991). Glucocorticoids and immune function. In: Ader, R., Felten, D., Cohen, N. (Hrsg.). Psychoneuroimmunology, 2. Auflage, San Diego: Academic Press. Medzhitov, R. (2008). Origin and physiological roles of inflammation. Nature, 454, 428–435.
31 Bosch, J. A., et al. (2009). Psychologically adverse work

conditions are associated with CD8+ T cell differentiation indicative of immunesenescence. Brain, Behavior, and Immunity, 23, 527–534.
32 Glaser, R., Kiecolt-Glaser, J.K. (2005). Stress-induced immune dysfunction: implications for health. Nature Reviews Immunology, 5, 243–251.
33 Heath, G. W. (1991). Exercise and the incidence of upper respiratory tract infections. Medicine & Science in Sports & Exercise 1, 23, 152 ff.
Pasvol, G. (1998). Infections in Sport Medicine. In: Marries, M., et al. (Hrsg.). Oxford Textbook of Sports Medicine. Oxford: Oxford University Press, 327 ff.
34 Pollmer, U., Niehaus, M. (2007). Food-Design: Panschen erlaubt: Wie unsere Nahrung ihre Unschuld verliert. Stuttgart: Hirzel.
35 Siehe Frank, G. (2008), 244–252.
36 Birch, L. L. (1993). Effects of a nonenergy fat substitute on children's energy and macronutrient intake. American Journal of Clinical Nutrition, 58, 326–333.
37 Urbszat, D. (2002). Eat, Drink, and Be Merry, for Tomorrow We Diet: Effects of Anticipated Deprivation on Food intake in Restrained and Unrestraint Eaters. Journal of abnormal psychology, 111 (2), 396–401.
38 Siehe Frank, G. (2008), 66–80.
39 Siehe Sapolsky, R. M. (1998).
40 Sapolsky, R. M. (2000). Stress hormones: good and bad. Neurobiol Dis, 7, 540–542.
41 Moore, K. L., Agur, A. M. R. (2007). Essential Clinical Anatomy. Third Ed. Philadelphia: Lippincott Williams & Wilkins.
42 Shekelle, R., et al. (1981). Psychological depression and 17-year risk of death from cancer. Psychosomatic Medicine, 43, 117.
43 Siehe Fischer, J. (2009).
44 Thayer, J. F., Fischer, J. E. (2009). Heart rate variability, overnight urinary norepinephrine and C-reactive protein:

evidence for the cholinergic anti-inflammatory pathway in healthy human adults. Journal of Internal Medicine, 265 (4), 439–447.
45 Kouvonen, A. M., et al. (2008). Sense of coherence and diabetes: a prospective occupational cohort study. BMC Public Health, 8, 46.
46 Wikipedia.
47 Thayer, J. F., Lane, R. D. (2007). The role of vagal function in the risk for cardiovascular disease and mortality. Biological Psychology, 74 (2), 224–242.
48 Vestweber, K., Hottenrott, K. (2002). Einfluss einer speziellen Entspannungs- und Konzentrationstechnik (Freeze® Frame) auf Parameter der Herzfrequenzvariabilität. In: Hottenrott, K. (Hrsg.). Herzfrequenzvariabilität im Sport-Prävention-Rehabilitation-Training. Hamburg: Czawalina, 141–155.
49 Seidel, N. (1999). Veränderung der Herzratenvariabilität bei Entspannungsübungen: Eine kontrollierte Studie zur Wirkung der funktionellen Entspannung auf das autonome Nervensystem bei Patienten mit Asthma bronchiale und psychosomatischen Störungen. Universität Erlangen-Nürnberg: Dissertation.
50 Siehe Kuhl, J. (2009).
51 Siehe Kuhl, J. (2009).
52 Siehe Kuhl, J. (2009).
53 Siehe Kuhl, J. (2009).
54 Becker, P. (2006). Gesundheit durch Bedürfnisbefriedigung. Göttingen: Hogrefe.
55 Field, T., et al. (1986). Tactile-kinesthetic stimulation effects on pre-term neonates. Pediatrics, 77, 654.
56 Harlow, H. (1958). The nature of love. American psychologist, 13, 673.
57 Siehe Hüther, G. (1997), 52.
58 Stefano, G. B., et al. (2008). Anticipatory Stress Response: A significant commonality in stress, relaxation, pleasure and love responses. Med Sci Monit, 14 (2), RA17-21.

59 Barefoot, W., et al. (1992). Prognostic importance of social and economic resources among patients with angiographically documented coronary artery disease. Journal of the American Medical Association, 267, 520.

60 Weaver, I. C. (2009). Epigenetic effects of glucocorticoids. Semin Fetal Neonatal Med, 14 (3), 143–150.
Weaver, I. C. (2007). Epigenetic programming by maternal behavior and pharmacological intervention. Nature versus nurture: let's call the whole thing off. Epigenetics, 2 (1), 22–28.

61 Siehe Kromm, W., Frank, G., Gardinger, M. (2009).

62 Führungskräfte Monitor 2001–2006, Bundesministerium für Familie, Senioren, Frauen und Jugend, Baden-Baden: Nomos.

63 Siehe Sapolski, R. M. (1998), 238.

64 NZZ Campus (2008), Frühling, S. 18, Anzeige Treuhandkammer.

65 Steger, B. (2007). Inemuri. Wie die Japaner schlafen und was wir von ihnen lernen können. Reinbek: rowohlt.

66 Steiner, V. (2007). Energiebalance finden. Zürich: Pendo.

67 Förster, J., Liberman, N., & Friedman, R. (2009). What do we prime? On distinguishing between semantic priming, procedural priming, and goal priming. In: Morsella, E., Bargh, J., & Gollwitzer, P. (Hrsg.). Oxford Handbook of Human Action (pp. 173–193). Oxford: Oxford University Press.

68 Kay, A., Wheeler, C., Bargh, J., & Ross, L. (2004). Material priming: The influence of mundane physical objects on situational construal and competitive behavioral choice. Organizational Behavior and Human Decision Processes, 95, 83–96.

69 Bargh, J., Chen, M., & Burrows, L. (1996). The automaticity of social behavior: Direct effects of trait concept and stereotype activation on action. Journal of Personality and Social Psychology, 36, 147–168.

70 Bargh, J. (2002). Losing consciousness: Automatic in-

fluences on consumer judgement, behavior, motivation. Journal of Consumer Research, 29, 280–285.
Lee, L., On, A., & Ariely, D. (2009). In search of homo economicus: Cognitive noise and the role of emotion in preference consistency. Journal of Consumer Research, 36, 173–187.
71 Hauk, O., Johnsrude, I., & Pulvermüller, F. (2004). Somatotopic representation of action words in human motor and premotor cortex. Neuron, 41, 301–307.
72 Storch, M. (2008). Das Geheimnis kluger Entscheidungen. Von somatischen Markern, Bauchgefühl und Überzeugungskraft. München: Goldmann.
Storch, M. (2009). Machen Sie doch, was Sie wollen! Wie ein Strudelwurm den Weg zu Zufriedenheit und Freiheit zeigt. Bern: Huber.
73 Dick, A. (2003). Psychotherapie und Glück. Quellen und Prozesse seelischer Gesundheit. Bern: Huber.
74 Latham, G., & Kinne, S. (1974). Improving job performance through training in goal setting. Journal of Applied Psychology, 59, 187–191.
75 Stajkovic, A., Locke, E., & Blair, E. (2006). A first examination of the relationship between primed subconscious goals, assigned conscious goals, and task performance. Journal of Applied Psychology, 91, 1172–1180.
76 siehe Stajkovic, A., Locke, E., & Blair, E. (2006), 1176.
77 Latham, G. (2007). Work Motivation. History, Theory, Research, and Practice. Thousand Oaks: Sage.
78 Scheffer, D., & Kuhl, J. (2006). Erfolgreich motivieren. Mitarbeiterpersönlichkeit und Motivationstechniken. Göttingen: Hogrefe.
79 Felix-Burda-Stiftung: http://www.felix-burda stiftung.de/kampagne/kampagnenhistorie/index.php.
80 Süss, J. FSME – aktuelle Situation in Thüringen und Blick über die Grenzen. Nationales Referenzlabor für durch Zecken übertragene Krankheiten. Friedrich-Löffler-Institut Jena.

81 Ermlich, G. Die Killer-Kokosnuss. Die Zeit. Nr. 47, 13. 11. 2003.

82 Siehe Frank, G. (2008), 104.

83 Siehe Frank, G. (2008).

84 Siehe Pollmer, U., Warmuth, S., Frank, G. (2003), 318.

85 Siehe Pollmer, U., Warmuth, S., Frank, G. (2003), 356.

86 Gadamer, H.-G. (1993). Über die Verborgenheit der Gesundheit. Frankfurt a. Main: Suhrkamp.